U0742801

AME 外科系列图书 6B030

食管外科

主　编：[美]戴维·J. 苏格贝克（David J. Sugarbaker）
　　　　[美]肖恩·格罗斯（Shawn Groth）
主　译：李　印　　秦建军
副主译：姜宏景　　赵　军　　张瑞祥

中南大学出版社
www.csupress.com.cn
·长沙·

AME
Publishing Company

图书在版编目（CIP）数据

食管外科/（美）戴维·J.苏格贝克（David J. Sugarbaker），
（美）肖恩·格罗斯（Shawn Groth）主编；李印，秦建军主译.
—长沙：中南大学出版社，2021.8
  ISBN 978 - 7 - 5487 - 4383 - 5

  Ⅰ.①食… Ⅱ.①戴… ②肖… ③李… ④秦… Ⅲ.①食管疾病
—外科手术 Ⅳ.①R655.4

  中国版本图书馆CIP数据核字(2021)第067464号

AME 外科系列图书 6B030

食管外科

SHIGUANWAIKE

主编：[美]戴维·J.苏格贝克，[美]肖恩·格罗斯

主译：李印，秦建军

□丛书策划 郑 杰 汪道远 陈海波
□项目编辑 陈海波 廖莉莉
□责任编辑 陈海波 李惠清 高 晨 江苇妍
□责任印制 唐 曦 潘飘飘
□版式设计 朱三萍 林子钰
□出版发行 中南大学出版社

        社址：长沙市麓山南路   邮编：410083
        发行科电话：0731-88876770   传真：0731-88710482

□策 划 方 AME Publishing Company

        地址：香港沙田石门京瑞广场一期，16 楼 C

        网址：www.amegroups.com

□印   装 天意有福科技股份有限公司

□开   本 710×1000 1/16 □印张 12.25 □字数 245 千字 □插页
□版   次 2021 年 8 月第 1 版 □2021 年 8 月第 1 次印刷
□书   号 ISBN 978 - 7 - 5487 - 4383 - 5
□定   价 198.00 元

图书出现印装问题，请与经销商调换

客座编辑介绍

David J. Sugarbaker对胸外科领域的重大贡献是毋庸置疑的,他担任了美国胸外科医师学会第94任主席。Sugarbaker博士从纽约康奈尔大学医学院毕业,在布莱根妇女医院实习后,获得了为期2年的NCI奖学金,在哈佛大学医学院研究食管良性疾病。在多伦多综合医院完成住院医师实习后,他在35岁时回到布莱根妇女医院担任胸外科主任。从那时起,他帮助培训了80多名住院医师,其中许多人成为各自亚专业领域的知名专家,并将布莱根妇女医院胸外科建设成为世界上最好的胸外科之一。被称为"间皮瘤先生"的Sugarbaker博士将其职业生涯的大部分时间用于提高我们对恶性胸膜间皮瘤病理生理学的理解,他建立的手术和抗肿瘤治疗多学科诊疗模式成为行业金标准。

作为贝勒医学院食管外科主任,Shawn Groth博士将他的职业生涯献给了食管和胸部肿瘤的研究和治疗。此外,在明尼苏达大学、布莱根妇女医院和匹兹堡大学医疗中心等机构接受培训后,Groth博士积累了丰富的临床经验和学术研究经验,并赢得了许多奖项。他获得大量的资助,发表了大量关于食管和胸部肿瘤学的文章。作为新成立的贝勒吞咽困难和吞咽障碍中心的副主任,Groth博士坚定地致力于用多学科团队的方法来管理复杂的食管疾病。

David H. Tian
(Email: david.tian@mq.edu.au)
Tristan D. Yan
(Email: tristanyan@annalscts.com)

主译风采

主译：李印　主任医师，教授，英国皇家外科学院院士

国家癌症中心/中国医学科学院肿瘤医院胸外科

享受国务院政府特殊津贴专家，国家癌症中心/中国医学科学院肿瘤医院胸外科食管纵隔外科病区主任，博士研究生导师。中国抗癌协会食管癌专业委员会副主任委员、肺癌专业委员会委员；中国医师协会胸外科医师分会食管外科专家委员会主任委员、加速康复专家委员会副主任委员；中国医疗保健国际交流促进会胸外科分会副主委、食管癌学组组长；中华医学会胸心血管外科学分会食管疾病学组组长；中国临床肿瘤学会（CSCO）食管癌专委会副主委（候任主委）；中国食管疾病协会（CSDE）副主席（候任主席）；国家癌症中心食管癌诊疗质控专家委员会副组长兼秘书长。欧洲胸外科医师学会会员、国际食管疾病学会（ISDE）会员、国际胸腺肿瘤协作组会员。《中国肺癌杂志》常务编委，*Annals of Esophagus* 杂志主编。

主译：秦建军　主任医师，博士

国家癌症中心/中国医学科学院肿瘤医院胸外科

中国医师协会胸外科医师分会食管外科专家委员会委员；中国抗癌协会食管癌专业委员会委员；中国医疗保健国际交流促进会胸外科分会委员；国际食管疾病学会（ISDE）会员。《中国肺癌杂志》编委；《中国胸心血管外科临床杂志》青年编委；*Ann Esophagus* 编委。

副主译（以姓氏拼音首字母为序）

姜宏景　主任医师，博士

天津医科大学肿瘤医院食管肿瘤微创外科

天津医科大学肿瘤医院食管肿瘤微创外科行政主任。2008年4月美国匹兹堡大学医学中心访问学者（国家教委选派）1年；2017年5月获得机器人手术资格证书。中国抗癌协会食管癌专业委员会秘书长、委员；中国医师协会医学机器人医师分会常委；中华医学会胸心血管外科学分会食管疾病学组委员；中国医师协会胸外科医师分会食管外科专家委员会委员；中华全科医师协会全国贲门癌专业委员会常委；天津抗癌协会食管癌专业委员会副主任委员；天津市抗癌协会肿瘤微创治疗专业委员会副主任委员；天津市医师协会胸外科分会常委。《机器人外科学杂志》编委；《中国胸心血管外科临床杂志》审稿专家。

赵军　主任医师，博士，教授

苏州大学附属第一医院胸外科

苏州大学附属第一医院胸外科行政主任，学术型及临床型博士研究生导师。中国细胞生物学学会医学细胞生物学分会副会长；中国转化医学联盟细胞生物学分会副会长；江苏省研究型医院学会肺结节和肺癌MDT专业委员会副主任委员；苏州市医学会胸外科专业委员会主任委员；苏州市医学会结核病学专业委员会副主任委员；中国转化医学联盟理事会理事；中国健康促进基金会分级诊疗和专科建设公益行动专家委员会肺癌专家组副主委；世界华人肿瘤医师学会委员；江苏省免疫学会肿瘤免疫专业委员会委员；江苏省医师学会胸外科医师分会第二届委员会委员。Journal of Thoracic Disease、《中国肺癌杂志》编委。

张瑞祥　副主任医师，博士

国家癌症中心/中国医学科学院肿瘤医院胸外科

国际食管疾病学会（ISDE）会员；中国医师协会胸外科医师分会食管外科专家委员会委员；中国研究型医院学会胸外科学专业委员会委员；北京肿瘤病理精准诊断研究会青年委员。《肿瘤综合治疗电子杂志》编委。

GUEST EDITORS

David J. Sugarbaker
Houston, USA

Shawn Groth
Houston, USA

AUTHORS

Ghulam Abbas
Minimally Invasive Thoracic Surgery-
Meridian Health, Red Bank, USA

Mohamed M. Abdelfatah
Gastroenterology and Hepatology
Section, Baylor College of Medicine,
Houston, TX, USA

Nasser Altorki
Department of Cardiothoracic Surgery,
Division of Thoracic Surgery, New York
Presbyterian Hospital, Weill Cornell
Medical College, New York, NY, USA

Marisa Amaral
Department of Surgery, University of
South Florida, Tampa, FL, USA

Sharmila Anandasabapathy
Section of Gastroenterology and
Hepatology, Baylor College of Medicine,
Houston, TX, USA

Omar Awais
Department of Cardiothoracic Surgery,
University of Pittsburgh School of
Medicine and University of Pittsburgh
Medical Center, Pittsburgh, PA, USA

Ankur Bakshi
Division of Thoracic Surgery, Michael E.
DeBakey Department of Surgery, Baylor
College of Medicine, Houston, TX, USA

Valentino Bianco
Department of Cardiothoracic Surgery,
University of Pittsburgh School of
Medicine and University of Pittsburgh
Medical Center, Pittsburgh, PA, USA

Eugene H. Blackstone
Department of Thoracic and
Cardiovascular Surgery, Heart and
Vascular Institute, Cleveland Clinic,
Cleveland, Ohio, USA; Department of
Quantitative Health Sciences, Research
Institute, Cleveland Clinic, Cleveland,
Ohio, USA

Raphael Bueno
Brigham and Women's Hospital, Division
of Thoracic Surgery, Boston, MA, USA

Bryan M. Burt
Division of Thoracic Surgery, Michael E.
DeBakey Department of Surgery, Baylor
College of Medicine, Houston, TX, USA

Willy Coosemans
Department of Thoracic Surgery,
University Hospital Leuven, Belgium

Lieven Depypere
Department of Thoracic Surgery,
University Hospital Leuven, Belgium

Sadhna Dhingra
Department of Pathology and
Immunology, Baylor College of Medicine,
Houston, TX 77030, USA

Hashem B. El-Serag
Section of Gastroenterology and
Hepatology, Baylor College of Medicine,
Houston, TX, USA

Jacques P. Fontaine
Department of Surgery, University of
South Florida, Tampa, FL, USA

Shawn S. Groth
Division of General Thoracic Surgery,
Michael E. DeBakey Department of
Surgery, Baylor College of Medicine,
Houston, TX, USA

Sebron Harrison
Department of Cardiothoracic Surgery,
Division of Thoracic Surgery, New York
Presbyterian Hospital, Weill Cornell
Medical College, New York, NY, USA

Nicholas R. Hess
Department of Cardiothoracic Surgery,
University of Pittsburgh School of
Medicine and the University of Pittsburgh
Medical Center, Pittsburgh, PA, USA

Shilpa Jain
Department of Pathology and
Immunology, Baylor College of Medicine,
Houston, TX 77030, USA

Mark Krasna
Corporate Medical Director of Oncology,
Meridian Cancer Care, Clinical Professor
of Surgery, Rutgers-Robert Wood
Johnson Medical School, Jersey Shore
University Medical Center, Ackerman
South rm 553, 1945 rt 33 Neptune, USA

Toni Lerut
Department of Thoracic Surgery,
University Hospital Leuven, Belgium

Ryan M. Levy
Department of Cardiothoracic Surgery,
University of Pittsburgh School of
Medicine and the University of Pittsburgh
Medical Center, Pittsburgh, PA, USA

James D. Luketich
Department of Cardiothoracic Surgery,
University of Pittsburgh School of
Medicine and the University of Pittsburgh
Medical Center, Pittsburgh, PA, USA

Nabil M. Mansour
Section of Gastroenterology and
Hepatology, Baylor College of Medicine,
Houston, TX, USA

Jenifer Marks
HealthOne Cardiothoracic Surgery
Associates, The Medical Center of Aurora,
Denver, Colorado, CO, USA

Kunal Mehta
Department of Cardiothoracic Surgery,
University of Pittsburgh School of
Medicine and University of Pittsburgh
Medical Center, Pittsburgh, PA, USA

Henry Mok
Department of Radiation Oncology,
Baylor College of Medicine, Houston,
TX, USA

Philippe Nafteux
Department of Thoracic Surgery,
University Hospital Leuven, Belgium

Katie S. Nason
Department of Cardiothoracic Surgery,
University of Pittsburgh School of
Medicine and the University of Pittsburgh
Medical Center, Pittsburgh, PA, USA

Bo Ning
The Second Affiliated Hospital of
Chongqing Medical University,
Chongqing 400010, China

Olugbenga T. Okusanya
Department of Cardiothoracic Surgery,
University of Pittsburgh School of
Medicine and the University of Pittsburgh
Medical Center, Pittsburgh, PA, USA

Mohamed O. Othman
Division of Gastroenterology, Department
of Internal Medicine, East Carolina
University, Greenville, NC, USA

Deepa T. Patil
Department of Pathology, Pathology and
Laboratory Medicine Institute, Cleveland
Clinic, Cleveland, Ohio, USA

Arjun Pennathur
Department of Cardiothoracic Surgery,
University of Pittsburgh School of
Medicine and the University of Pittsburgh
Medical Center, Pittsburgh, PA, USA

Jose Pimiento
Department of Surgery, University of
South Florida, Tampa, FL, USA

David Rice
Department of Thoracic and
Cardiovascular Surgery, University of
Texas MD Anderson Cancer Center,
Houston, Texas, USA

Thomas W. Rice
Department of Thoracic and
Cardiovascular Surgery, Heart and
Vascular Institute, Cleveland Clinic,
Cleveland, Ohio, USA

Manuel Villa Sanchez
Department of Cardiothoracic Surgery,
University of Pittsburgh School of
Medicine and the University of Pittsburgh
Medical Center, Pittsburgh, PA, USA

Inderpal S. Sarkaria
Department of Cardiothoracic Surgery,
University of Pittsburgh School of
Medicine and the University of Pittsburgh
Medical Center, Pittsburgh, PA, USA

Brandon Smaglo
Division of Hematology/Oncology,
Department of Medicine, Baylor College
of Medicine, Houston, TX, USA

David J. Sugarbaker
Division of General Thoracic Surgery,
Michael E. DeBakey Department of
Surgery, Baylor College of Medicine,
Houston, TX, USA

Scott J. Swanson
Brigham and Women's Hospital, Division
of Thoracic Surgery, Boston, MA, USA

Stephen G. Swisher
Department of Thoracic and
Cardiovascular Surgery, University of
Texas MD Anderson Cancer Center,
Houston, Texas, USA

David H. Tian
Collaborative Research (CORE) Group,
Macquarie University, Sydney, Australia;
Royal North Shore Hospital, Sydney,
Australia

Hans Van Veer
Department of Thoracic Surgery,
University Hospital Leuven, Belgium

Ori Wald
Division of General Thoracic Surgery,
Michael E. DeBakey Department of
Surgery, Baylor College of Medicine,
Houston, TX, USA

Jon O. Wee
Brigham and Women's Hospital, Division
of Thoracic Surgery, Boston, MA, USA

Tristan D. Yan
Collaborative Research (CORE) Group,
Macquarie University, Sydney, Australia

审校（以姓氏拼音首字母为序）

鲍清
厦门大学附属中山医院

秦建军
国家癌症中心/中国医学科学院肿瘤医院

段晓峰
天津医科大学肿瘤医院

王文凭
四川大学华西医院

姜宏景
天津医科大学肿瘤医院

张瑞祥
国家癌症中心/中国医学科学院肿瘤医院

李畅
苏州大学附属第一医院

赵军
苏州大学附属第一医院

李印
国家癌症中心/中国医学科学院肿瘤医院

译者（以姓氏拼音首字母为序）

陈容珊
国家癌症中心/中国医学科学院肿瘤医院

陈晓桑
复旦大学附属中山医院

甘向峰
中山大学附属第五医院

郭旭峰
上海交通大学附属胸科医院

贺茜
日本长崎大学医学部

黄桁
川北医学院

贾卓奇
西安交通大学第一附属医院

强光亮
中日友好医院

秦建军
国家癌症中心/中国医学科学院肿瘤医院

宋伟安
中国人民解放军总医院第六医学中心

田东
川北医学院附属医院

王军
河北医科大学第四医院

王镇
国家癌症中心/中国医学科学院肿瘤医院

薛丽燕
国家癌症中心/中国医学科学院肿瘤医院

张瑞祥
国家癌症中心/中国医学科学院肿瘤医院

张晔
中国医学科学院北京协和医院

AME 外科系列图书序言

我们AME旗下的心胸外科杂志*Annals of Cardiothoracic Surgery*有一位来自美国罗切斯特（Rochester）的作者，他是个左撇子。在进入外科学习的初始阶段，他遇到了很大障碍，例如，术中使用剪刀和完成打结动作时，他的动作都与教科书上要求的动作相反，于是在手术台上经常"挨老师打"。

后来，他将自己的这段经历和经验总结成文，并发表在一本期刊上，希望能够帮助到与自己"同病相连"的其他外科医生。出乎意料的是，那篇文章发表之后，无数外科医生给他发邮件，向他请教和探讨左撇子医生应该如何接受外科培训，等等。后来，他认识了*Annals of Cardiothoracic Surgery*的主编Tristan D. Yan教授，恰好Tristan也是一位左撇子医生。Tristan鼓励他去做一名心脏外科医生，因为在心脏外科手术中，有一些步骤需要使用左手去完成缝合等动作。Tristan的观点是，外科医生最好左右手都训练好。

前段时间，我陪女儿第一天去幼儿园报到的时候，与幼儿园老师聊了一会，最后，老师问我们家长，有哪些需要注意的地方。我特地交代老师，千万不要将我儿的用手习惯"矫正"了，让她保持自己的左撇子。老师很惊讶地问我为什么。

2013年12月7日，我们在南通大学附属医院举办了第二届AME学术沙龙，晚餐之后，上海市中山医院胸外科沈亚星医生带领我们几位学术沙龙委员去他的房间喝茶。酒店的电梯位于中间，出了电梯，先向左，再向左，再向左，再向左，然后，到了他的房间门口。我们一群人虽然被绕晕了，但是，还是有点清醒地发现他的房间其实就在电梯口的斜对面，顿时，哈哈大笑。他第一次进房间的时候，就是沿着这个路线走的，所以，第二次他带我们走同样的路。亚星说，其实，这就是"典型的"外科医生！

每一个手术步骤，每个手术动作，都是老师手把手带出来的，所以，很多外科医生喜欢亲切地称呼自己的老师为"师傅"。

如何才能成为一位手术大师？除了自身的悟性和勤奋之外，师傅的传授和教导应该是一个很重要的因素。犹如武林，各大门派，自成体系，各有优劣，这是一个不争的事实，外科界亦是如此。

于是，对于一位年轻的外科医生而言，博采众家之长，取其精华，去其糟粕，显得尤为重要。所以我们策划出版了这个系列的图书，想将国内外优秀外科团队的手术技艺、哲学思考和一些有趣的人文故事，一一传递给读者，希望能够对外科医生有一点启发和帮助。是为序。

汪道远

AME出版社社长

序言

　　本书翻译自 *Annals of Cardiothoracic Surgery*（《心胸外科年鉴》）食管外科专刊，重点关注食管癌的分期与治疗，汇集的文章均出于国内外食管外科领域专家和研究先驱者之手。读者可通过阅读这些学术文章，了解到食管癌这种严重危及生命疾病的最新手术技术和其他治疗策略。

　　在过去的几十年中，食管癌的治疗方式不断更新。食管切除术曾具有术后高并发症率和高病死率的特征，但现在通常可以借用标准胸腹腔镜联合或机器人辅助的微创技术进行切除，死亡率为1%~3%，肿瘤学效果同标准"开放"食管切除术相似。由于并发症发生率和病死率的降低，食管切除术可能会在以前判定为不适合手术的患者中发挥更大的作用。此外，对于异型增生的巴雷特食管和淋巴结阴性T1a期食管癌，食管切除术的作用也发生了演变。现在，许多这样的患者都可以通过内镜成功治疗，从而避免食管切除术后的并发症。

　　我们还回顾了一些阻碍食管癌外科手术成功的因素。当胃不适合用于替代食管时，手术必须使用其他器官，这增加了重建的复杂性。具体的操作细节，包括有无必要进行促进胃排空的操作步骤，仍然备受争议；食管替代器官相关的并发症，包括吻合口瘘，一直是食管外科医生需要面对的风险，也是术后并发症和死亡的重要原因。然而，术中技术（即近红外荧光成像）可能利于减少相关并发症的发生率。另外，更好地了解将患者从此类并发症的影响中"拯救"出来的方法，将继续有助于降低围手术期病死率。

　　虽然食管切除术仍然是可切除患者治疗的基石，但是多学科治疗的加入已降低了局部复发率，提高了生存率。在大多数病例中，多学科治疗的5年生存率仍很低，保持在30%~40%。尽管如此，在全身治疗和放射治疗方面取得的最新进展依然带来了改善预后的希望。

　　在汇编整理本书文章时，考虑到食管癌管理的复杂性、全身治疗的快速增长、放射治疗技术的进步、内镜治疗的出现以及外科技术的持续发展，我们寻求帮助读者将外科治疗置于适当的位置。我们希望本书能为所有关心食管癌患者的医生提供宝贵的资源。

Shawn S. Groth, MD, MS, FACS
(*Email: Shawn.Groth@bcm.edu*)
David J. Sugarbaker, MD
(*Email: david.sugarbaker@bcm.edu*)
Division of General Thoracic Surgery, Michael E. DeBakey Department of Surgery,
Baylor College of Medicine, Houston, TX, USA.

译者：贺茜，日本长崎大学医学部
　　　田东，川北医学院附属医院
审校：李印，国家癌症中心/中国医学科学院肿瘤医院
　　　秦建军，国家癌症中心/中国医学科学院肿瘤医院

目　录

第一部分　特邀报告

第一章　巴雷特食管治疗和治疗后监测的实践

Nabil M. Mansour, Hashem B. El-Serag, Sharmila Anandasabapathy ·················· 2

第二章　早期食管癌的内镜黏膜下剥离术及内镜下黏膜切除术

Bo Ning, Mohamed M. Abdelfatah, Mohamed O. Othman ························· 22

第三章　食管癌与巴雷特食管病理学

Shilpa Jain, Sadhna Dhingra ··· 38

第四章　食管癌的微创手术分期

Kunal Mehta, Valentino Bianco, Omar Awais, James D. Luketich,

Arjun Pennathur ·· 54

第二部分　亮点文章

第五章　AJCC/UICC第8版食管及胃食管交界部癌分期指南：临床实践应用

Thomas W. Rice, Deepa T. Patil, Eugene H. Blackstone ·························· 68

第六章　食管癌概述

Ghulam Abbas, Mark Krasna ··· 87

第三部分　热点透视

第七章　代食管器官的选择

Ankur Bakshi, David J. Sugarbaker, Bryan M. Burt ···························· 98

第八章　挽救性食管切除术治疗根治性放化疗后的持续性及复发性食管癌

Stephen G. Swisher, Jenifer Marks, David Rice ····························· 110

第九章　食管癌手术原则——手术路径和最佳淋巴结清扫范围

Philippe Nafteux, Lieven Depypere, Hans Van Veer, Willy Coosemans,

Toni Lerut ⋯⋯⋯⋯⋯⋯⋯⋯⋯⋯⋯⋯⋯⋯⋯⋯⋯⋯⋯⋯⋯⋯⋯ 120

第十章　食管癌治疗的未来方向

Ori Wald, Brandon Smaglo, Henry Mok, Shawn S. Groth ⋯⋯⋯⋯⋯⋯⋯ 130

第十一章　新辅助化疗、放疗和辅助治疗在可切除食管癌中的作用

Nasser Altorki, Sebron Harrison ⋯⋯⋯⋯⋯⋯⋯⋯⋯⋯⋯⋯⋯⋯⋯⋯ 141

第四部分　心胸外科大赏

第十二章　微创食管切除术：布莱根妇女医院经验

Jon O. Wee, Raphael Bueno, Scott J. Swanson ⋯⋯⋯⋯⋯⋯⋯⋯⋯⋯⋯ 152

第十三章　机器人辅助微创食管切除术：匹兹堡大学医学中心的初步经验

Olugbenga T. Okusanya, Inderpal S. Sarkaria, Nicholas R. Hess, Katie S. Nason,

Manuel Villa Sanchez, Ryan M. Levy, Arjun Pennathur, James D. Luketich ⋯⋯⋯⋯ 157

第十四章　机器人食管切除术：来自莫菲特癌症中心的经验

Marisa Amaral, Jose Pimiento, Jacques P. Fontaine ⋯⋯⋯⋯⋯⋯⋯⋯⋯ 167

第五部分　患者专栏

第十五章　健康教育：食管癌

Christopher Harris, Beth Croce, Stine Munkholm-Larsen ⋯⋯⋯⋯⋯⋯⋯ 176

第一部分　特邀报告

第一章　巴雷特食管治疗和治疗后监测的实践

Nabil M. Mansour, Hashem B. El-Serag, Sharmila Anandasabapathy

Section of Gastroenterology and Hepatology, Baylor College of Medicine, Houston, TX, USA

Correspondence to: Sharmila Anandasabapathy, MD. Professor of Medicine and Gastroenterology, One Baylor Plaza, Houston, Texas 77030, USA. Email: anandasa@bcm.edu.

摘要：巴雷特食管(Barrett's esophagus，BE)是一种增加食管腺癌（esophageal adenocarcinoma，EAC）风险的癌前病变。该病在西方国家更为常见，其危险因素包括高龄、男性性别、白色人种、胃食管反流病（gastro-esophageal reflux disease，GERD）、中心型肥胖和吸烟。进展为癌症的比率取决于巴雷特食管黏膜异型增生的分级。建议对有GERD和其他危险因素的患者进行巴雷特食管筛查。对可能患有巴雷特食管的患者进行内镜检查监测，可改善整体预后。先进的内镜成像技术可以提高监测的效果。内镜治疗是针对具有黏膜不典型增生的巴雷特食管和黏膜内癌的安全而有效的手段，但治疗后持续性复查监测是必要的。本文将就巴雷特食管的筛查、监测、先进成像技术、药物预防、内镜治疗和治疗后复查监测等方面进行综述。

关键词：内镜下根除治疗（endoscopic eradication therapy，EET）；先进的内镜成像；药物预防；筛选；监测

View this article at: http://dx.doi.org/10.21037/acs.2017.03.05

一、引言

巴雷特食管（BE）是目前唯一已知的食管腺癌的癌前病变。胃镜下巴雷特食管表现为食管远端黏膜的橘红色改变。但是，仅凭内镜下表现并不足以诊断巴雷特食管。对于巴雷特食管的定义[1]，需要组织样本显示肠上皮化生（intestinal metaplasia，IM）方能确诊。虽然根据文献显示巴雷特食管在亚洲国家发病率逐渐升高，但它仍然是西方国家的常见疾病[2]。在接受内镜检查的患者中巴雷特食管的发病率为1%~2%，而在有胃食管反流病症状的患者中巴雷特食管的发病率可达5%~15%[3]。巴雷特食管的致病危险因素包括高龄、男性性别、白色人种、胃食管反流病（GERD）症状，尤其是在年轻时发病和中心型肥胖，另外吸烟也可能是危险因素之一[4]。

食管腺癌绝大部分发病于巴雷特食管区域。研究显示患有巴雷特食管的人群患食管腺癌的风险显著高于（15~125倍）非巴雷特食管患者[4]。没有异型增生的巴雷特食管患者发生食管腺癌的绝对风险很低，其比率约为0.1%~0.5%，并且大部分近期研究表明该发生率为上述发生率范围的下限[5-7]。但伴有不典型增生的巴雷特食管患者进展为食管腺癌的风险较高，大约每年伴有轻度异型增生（low grade dysplasia，LGD）的患者中有1%、伴有高级别不典型增生（high grade dysplasia，HGD）的患者中有7%~9%会进展为食管腺癌[8-10]。

食管腺癌通常是在巴雷特食管患者人群中发现，这部分患者要么是之前未能诊断，要么是未进行病情监测，在这种情况下确诊时通常是食管腺癌中晚期，预后较差，其5年生存率大约在17%[8]。因此，该病的预防和早期发现，主要是通过巴雷特食管的筛查、监测和发展为食管黏膜异型增生时的治疗。随着巴雷特食管黏膜异型增生或早期腺癌内镜下治疗技术的进步，许多患者不再需要进行根治性食管外科手术治疗。本文中，我们将讨论巴雷特食管的筛查、监测、先进成像技术、药物预防以及内镜下根治性治疗，其中将着重论述消融技术和治疗后的监测。

二、巴雷特食管的筛查

在全人口层面对巴雷特食管或食管腺癌进行大规模筛查成本很高，成本效益很差[11]，因此没有高级别证据支持这一观点。但是，专家认为对高风险人群进行筛查是有必要的。美国胃肠肿瘤学会2016年发布的指南推荐在以下男性人群中进行筛查：①具有胃食管反流病史5年以上；②合并或有GERD综合征，每周发作≥1次的病史；③具有2个或者以上巴雷特食管或食管腺癌风险因素的，包括年龄>50岁、白色人种、中心型肥胖、具有吸烟史以及有巴雷特食管或者食管腺癌家族史（一级亲属）[12]。

尽管上消化道内镜检查是巴雷特食管筛查的金标准，但是该检查的成本相当高，包括内镜检查、组织病理检查以及麻醉镇静费用。因此，不需要麻醉镇静即能进行的创伤更小的筛查工具被设计发明出来，包括经鼻内镜（transnasal endoscopy，TNE）和食管胶囊细胞学检查。TNE可以在没有镇静的情况下进行，研究证明TNE能够提供可接受的图像质量和活检，虽然活检标本很小，但足以满足组织学分析的需要[13-14]。患者更倾向于选择TNE，相比传统消化道内镜检查，TNE能够减轻患者的焦虑。然而，TNE并没有被初级保健提供者采用，是由于患者对非镇静状态下检查过程的耐受性，并且检查的安全性、耗用时间、培训和所需要设施尚不确定。对胃肠科医生及其他内镜医生而言还有一个额外的经济因素阻碍TNE的应用，即基于诊室的TNE检查相比标准的上消化道内镜检查经济补贴要低[15]。

食管胶囊细胞学检查（cytosponge）是一种非侵入式、非内镜检查方法，最早于2007年应用于巴雷特食管的筛查[16]。此装置是将一块海绵置于表面涂有凝胶层的胶囊中，被吞咽之后随着胶囊溶解海绵被释放出来，一个连接于海绵上的线将其经胃食管交界处从胃中拉出到口腔，这一过程中海绵刷过食管黏膜并获取细胞用于分析，之后进行免疫组织化学标记，比如TTF-3，TTF-3能够将巴雷特食管细胞与胃贲门部以及呼吸道的柱状细胞区分开来[16]。在一项前瞻性队列研究当中纳入了504例在英国接受H2受体阻断药或者质子泵抑制药治疗的GERD综合征患者，胶囊细胞学检查相对于上消化道内镜检查，在巴雷特食管黏膜面积≥1 cm的患者中其敏感性和特异性分别是73.3%和93.8%[17]。2015年，英国发表了一项多中心病例对照研究，对647例患者和463名对照组进行了食管胶囊细胞学与上消化道内镜检查并活检的比较，结果显示，食管胶囊细胞学检查的总体敏感性和特异性分别为79.9%和92.4%[18]。在推荐更广泛的应用之前，还需要在其他实践中进一步验证这项技术以及所使用的生物学标志物的效果。

筛选巴雷特食管有相当的限制，因为基于风险的筛查可能会遗漏相当一部分患者，尤其是那些有罹患食管腺癌的高危人群。例如，至少有40%最终诊断为食管腺癌的患者没有典型GERD症状的病史[19-20]。此外，对1988—1999年发表的12项研究的系统回顾表明，在接受食管腺癌手术的患者中，仅有4.7%的患者先前诊断为巴雷特食管[21]。这些结果表明，为了优化巴雷特食管的筛选策略，仍有许多工作要做。

三、巴雷特食管癌变的监测

许多专业团体都提倡对已知的巴雷特食管患者进行内镜检查，目的是发现异常增生或早期食管腺癌，以便在进展期癌出现之前进行治疗。虽然缺乏随机试验的证据（而且由于组织方面的限制，将很难获得），但观察性研究表明，与没有巴雷特食管监测的患者相比，接受过监测的食管腺癌患者的预后更好。而支持上述观点的最好证据来源于El-Serag等[22]的一项研究，该研究纳入了美国退伍军人事务（VA）数据库中的近30 000例巴雷特食管患者，研究结果提示诊断为食管腺癌的患者中，来自BE监测项目中的患者更有可能在疾病早期被确诊，从而改善了生存并降低恶性肿瘤死亡率。

（一）巴雷特食管的监测现状

巴雷特食管的内镜监测主要是使用高清白光内镜（high-definition white light endoscopy，HDWLE）仔细观察巴雷特食管黏膜。此外，许多专家提出要常规使用电子色素内镜，如窄带成像（narrow band imaging，NBI）。2012年发表的一项研究显示，巴雷特食管的观察时间与HGD或EAC的诊断率之间存在显著的相关性，每厘米巴雷特食管观察时间≥1 min，HGD或EAC的检出率会显著升高[23]，因而在进行内镜检查时应花足够的时间仔细观察巴雷特食管的上皮。巴雷特食管上皮内的结节状病变或可见异常应进行内镜切除或活检，不同位置活检标本应置于单独的容器中。随后，根据西雅图协议[24]应该对巴雷特食管黏膜进行系统随机活检，即每2 cm巴雷特食管黏膜四个象限分别活检或者对每厘米已知或疑似不典型增生的黏膜进行活检。尽管随机活检目前仍是标准的活检原则，但最近有几位专家推动从随机活检过渡到图像导向的目标活检的转变[25]。

根据黏膜异型增生是否存在以及其分级，监测间隔和管理方法有所不同。大多数协会的指南建议无异型增生的巴雷特食管（non-dysplastic Barrett's esophagus，NDBE）患者每3—5年进行一次内镜检查。对于任何程度的异型增生，均推荐2名以上的病理医生（其中至少有1名胃肠专科病理医生）进行病理阅片，因为在诊断和异型增生分级时，病理学家之间可能存在很大的诊断差异。在来自荷兰的293例低级别瘤变患者的大型回顾性队列研究中，在之前标记为低级别瘤变的病例中73%被降级为NDBE或不确定是否有异型增生，仅有27%的病例经病理专家小组审查后被确诊为低级别瘤变。在确诊的低级别瘤变患者中，每年进展为HGD/EAC的风险为9.1%，而NDBE患者的风险为0.6%。对于低级别瘤变如何处理最佳仍争议重重，有人曾提议对其进行密切监测，而最近的数据和推荐更倾向于对已确诊的低级别瘤变进行内镜下消融治疗。对于选择定期监测的低级别瘤变患者，应每年进行内镜检查，而高级别上皮内瘤变患者应该接受消融和/或内镜下切除（endoscopic resection，ER）的根治性镜下治疗[12]。

虽然巴雷特食管的监测似乎有益，但目前的监测策略低效，并存在内镜检查和镇静的风险、漏检病变的可能性，以及发生治疗并发症的可能性。因此，未来的研究重点应放在如何通过优化效能和效率来提高巴雷特食管监测的价值。目前，为实现该目标而正进行研究中的一个领域就是利用先进的成像技术。

（二）先进的成像技术

西雅图系统四象限活检相当低效，并且对肿瘤的诊断率也比较低[26]。因此，人们致力于研究应用先进的内镜成像技术，以提高效率和诊断率，降低巴雷特食管监测的成本。2012年，美国胃肠内镜学会（American Society for Gastrointestinal Endoscopy，ASGE）发布了内镜创新保留和整合（Preservation and Incorporation of Valuable Endoscopic Innovations，PIVI）方案下的最低标准，目的是确定一种先进的成像技术和靶向活检是否可以取代目前随机四象限活检的处理标准[27]。为了消除巴雷特食管监测中随机活检的需要，与目前标准流程（HDWLE下靶向活检和每2 cm随机四象限活检术）相比，一种新成像技术加定向活检在诊断HGD和早期EAC时其敏感性应该≥90%，阴性预测值（negative predictive value，NPV）应≥98%。此外，特异性应足够高（≥80%），以减少活检次数（与随机活检相比）。2016年，ASGE技术委员会进行了系统的回顾和Meta分析，报告称乙酸色素内镜、NBI和基于内镜的共聚焦激光显微内镜（endoscope-based confocal laser endomicroscopy，eCLE）达到了建议的PIVI阈值（表1-1）[28]。

表1-1　不同先进成像技术的性能参数

先进的成像方式	敏感度（%）	NPV（%）	特异性（%）
乙酸色谱内镜*	96.6	98.3	84.6
亚甲蓝色谱内镜	64.2	69.8	95.9
靛胭脂色内镜检查	67.0	96.0	99.0
NBI*	94.2	97.5	94.4
eCLE*	90.4	98.3	92.7
pCLE	90.3	95.1	77.3

*达到ASGE PIVI阈值。NPV，负预测值；NBI，窄带成像；eCLE，基于内镜的共聚焦激光内镜检查；pCLE，基于探针的共聚焦激光内镜检查。

基于染色的色素内镜检查涉及使用染料或化学物质，这些染料或化学物质喷洒到黏膜上，可以使黏膜的细微结构和血管模式可视化。研究最好的3种染料/化学品是亚甲蓝、靛胭脂和乙酸。早期亚甲蓝染色内镜的研究表明，它可以提高肠上皮细胞和异型增生的检出率[29]。然而，随后的研究结果却是模棱两可。一项纳入2000—2008年研究的Meta分析得出结论显示，亚甲蓝染色内镜在巴雷特食管患者肠上皮化生或异型增生的检测方面，并不优于标准的四象限活检[30]。在一项纳入56例巴雷特食管患者的前瞻性多中心队列研究中，使用放大内镜联合靛胭脂色素内镜的靶向活检显示，根据黏膜异常的特定模式检测HGD的敏感性为67%~83%[31]。乙酸是一种无色的物质，能与黏膜表面的结构纹理发生反应并使之强化，研究证明它能准确区分正常的食管、巴雷特食管和肿瘤。在ASGE技术组的Meta分析中，一项以乙酸色素内镜为研究重点的亚组分析结果显示，乙酸色素内镜检测HGD/EAC的总体灵敏度、阴性预测值和特异性分别为96.6%、98.3%和84.6%[28]。尽管有文献论述基于染色的色素内镜有效，特别是乙酸染色，但这项技术并没有获得广泛的临床应用，主要是因为它冗繁单调、染色不均、操作耗时，而且也不是单独的医疗支付项目。

相比而言，电子或光学色素内镜更为常用，这些技术是在内镜内使用滤镜来发射特定波长的光和/或专门的计算机处理技术来增强黏膜表面的可视化。该技术比基于染料的色素内镜更容易使用，并且这一功能可以通过按动内镜手柄上的一个按钮来开启和关闭。目前，市售色素内镜主要有3种，即窄带成像（NBI）、i-SCAN、Fujinon智能色彩增强。NBI是目前应用最为广泛的色素内镜系统，也是随后研究最多的色素内镜（图1-1）。两项Meta分析结果显示NBI对高级别瘤变或EAC的检测敏感性和特异性均高于90%[28,32]。

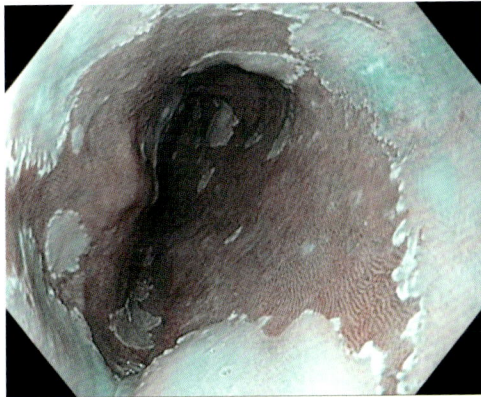

图1-1　NBI下巴雷特食管黏膜图像

共聚焦激光显微内镜（confocal laser endomicroscopy，CLE）使我们能够在体内放大1 000倍的微观水平评价黏膜上皮细胞（图1-2）。CLE有2种实现形式：一种是内置于内镜（eCLE），另一种是通过内镜工作通道插入的探针样CLE装置（pGLE）。2种情况均需要使用荧光制剂，通常是在检查进行前静脉注射荧光剂。2014年发表的一项国际多中心随机对照研究结果显示：对比目前标准的窄带白光内镜下四象限随机活检的标准检查程序，eCLE能够显著提

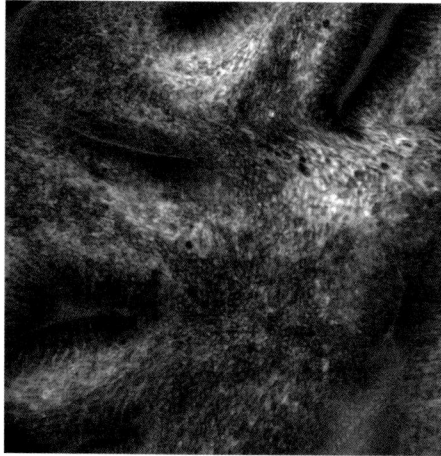

图1-2　CLE下巴雷特食管黏膜图像

高HGD和EAC的诊断率[33]。在一项纳入5个临床试验的Meta分析中，CLE检测HGD/EAC的总灵敏度为90.4%，特异性为89.9%，NPV为96.2%[28]。但是，CLE的高成本和需要静脉注射荧光剂限制了它的广泛使用。目前，eCLE系统已经没有市场销售，当前临床仅存的CLE系统也是基于探针形式的变体。

其他正在开发和研究的先进成像技术包括光学相干断层成像（optical coherence tomography，OCT）/体积激光显微内镜（volumetric laser endomicroscopy，VLE）、自体荧光成像（autofluorescence imaging，AFI）、高分辨率显微内镜（high resolution microendoscopy，HRME）以及分子成像技术。能够应用的理想先进成像技术应该拥有较高灵敏度和准确率，结合宽视野技术并能够实现光学条件下活检，从而能够改善巴雷特食管监测管理的整体状况。

四、药物预防

鉴于发展成为食管腺癌后预后不良，对该疾病的预防策略研究引起了研究者极大的兴致，其中的一个研究领域是药物预防，这类研究主要是在确诊为巴雷特食管的患者中进行。巴雷特食管的药物预防目的是避免异型增生的发生或进展，和/或抑制异型上皮细胞通过基底膜的侵袭。目前，研究最为广泛的药物预防使用的药物是酸抑制剂、非甾体抗炎药（non-steroidal anti-inflammatory drugs，NSAIDs）和他汀类药物。

（一）抑酸药

质子泵抑制药（proton pump inhibitors，PPIs）是治疗GERD应用最为广泛

的药物，有许多研究评估他们在巴雷特食管药物预防中的作用，但研究结果却不尽相同。一个来自英国的大型的基于人群的巢式病例对照研究结果显示：长期服用抑制药物会导致罹患食管腺癌的风险增高。同时也指出，PPI使用的潜在条件胃食管反流病本身就是EAC发病的危险因素[34]，这可能更容易解释服用PPI导致患癌风险增高的现象。其他前瞻性和回顾性队列研究也已经得出结论，在巴雷特食管患者服用PPIs可能具有保护作用[35-36]。另外，一项系统性回顾Meta分析纳入了7个观察性研究，其中有5项队列研究和2项病例对照研究，结果显示服用PPI使巴雷特食管患者发展为食管腺癌或者重度异型增生的风险降低了71%，并且这种作用有剂量依赖倾向[37]。PPI的强酸抑制作用可能使巴雷特食管特异性的肠上皮化生部分恢复，但其对总体患癌风险的影响尚不清楚[38]。目前，尚无关于质子泵抑制剂在消融后预防作用的相关研究。

（二）阿司匹林和非甾体抗炎药

花生四烯酸路径参与了巴雷特食管的癌变过程[39]。因此，环氧化酶（cyclo-oxygenase，COX）抑制药（阿司匹林、非甾体抗炎药）作为巴雷特食管预防药物的应用引起了广泛的关注。几项观察性研究表明，在巴雷特食管患者中使用非甾体抗炎药和/或阿司匹林与患癌风险降低相关。对6项以人群为基础的研究进行汇总分析，其结果表明使用非甾体抗炎药（包括阿司匹林）的患者患癌风险显著降低（风险比为0.68），且随着非甾体抗炎药用药持续时间和频度的增加，保护作用更加明显[40]。然而，一项旨在研究塞来昔布在药物预防中应用的随机试验结果显示：塞来昔布似乎并不能阻止异型增生的巴雷特食管黏膜上皮向癌的转化[41]。2015年发表的一项基于人群的病例对照研究旨在评估低剂量的阿司匹林或NSAIDs应用效果，但该研究结果并未显示在服用低剂量药物的巴雷特食管患者中患HGD或者EAC的风险降低[42]。考虑到目前可用数据的不确定性和长期使用非甾体抗炎药的潜在风险，目前尚不能推荐仅使用它们来降低巴雷特食管患者的患癌风险[12]。

（三）他汀类药物

他汀类药物在巴雷特食管的药物预防中也有研究。对13项观察性研究的Meta分析报告指出，服用他汀类药物的患者罹患食管癌的风险显著降低（28%）。在已知巴雷特食管患者的亚组中，服用他汀类药物与患癌风险更大程度的降低（41%）相关[43]。一项巴雷特食管病例来自VA数据库的巢式病例对照研究结果表明，他汀类药物的使用与EAC的发生呈负相关（校正OR值0.65；95%Cl：0.47~0.91）。他汀类药物的保护作用随着剂量的增加和使用时间的延长而增强[44]。尽管这些研究显示他汀类药物有预防作用，但以巴雷特食管化学预防为唯一目的来使用他汀类药物是不能作为常规推荐的。

五、巴雷特食管的内镜治疗

内镜下根除治疗（endoscopic eradication therapy，EET）改变了我们处理巴雷特食管异型增生和早期癌（T1a）的方式，它使这部分患者中绝大部分不再需要手术治疗。T1a食管腺癌患者、已确诊为高级别以及低级别异型增生的巴雷特食管患者均推荐EET。而对于NDBE患者不推荐内镜治疗。EET的目的是防止异型增生的巴雷特食管和黏膜内腺癌向侵袭性EAC的进展，以降低发病率和病死率。EET有两种主要方式，即内镜下消融和内镜下切除。多种方式联合的治疗模式是最佳的EET，对于可见的或结节状病灶进行的内镜下切除，之后对平坦巴雷特食管的黏膜进行消融。强效抑酸药物一般在内镜治疗后开始，能使食管壁黏膜重新鳞状上皮化。

（一）内镜下消融

内镜下巴雷特食管的消融可采用热能、光化学损伤或冷冻等方法使黏膜表面组织坏死，然后用新的鳞状上皮愈合而达到治疗目的。目前内镜下治疗仅推荐合并有异型增生的巴雷特食管患者应用，一旦开始治疗，内镜消融的目标就要达到完全消除肠上皮化生黏膜（complete eradication of intestinal metaplasia，CE-IM），以期实现根治。

1. 射频消融

射频消融（radiofrequency ablation，RFA）是内镜下治疗巴雷特食管最常用的方法。RFA采用双极电极阵列和生成器来产生深度为500~1 000 μm的局限深度热损伤[45]。消融装置设计为不同尺寸从而适用于环周（360°）或局部病灶（90°或60°）射频消融。环周巴雷特食管的初始消融通常使用360°装置，而局部病灶消融装置（图1-3）通常用于非环周巴雷特食管和后续残余病灶的再消

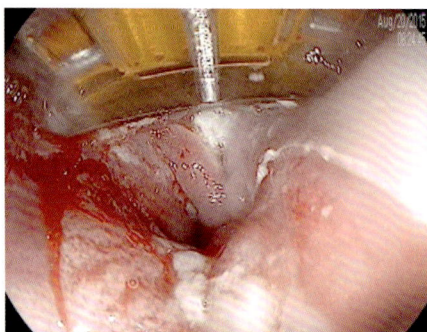

图1-3　巴雷特食管局部病灶射频消融

融治疗。

在一项具有里程碑意义的随机、假对照试验中，Shaheen等[10]报道了消融组81%~91%的病例成功地完全根除了非典型增生（complete eradication of dysplasia，CE-D），而对照组只有23%。CE-IM在消融组中为77.4%，而在假手术组中为2.3%。此外，根据报告显示RFA组的患者中肿瘤进展，诊断为癌的患者更少。一项系统性回顾和Meta分析纳入了发表于2008—2012年的RFA治疗巴雷特食管（包括NDBE、LGD和HGD）的研究，结果显示78%的患者达到了CE-IM，91%的患者达到了CE-D，在肠上皮化生病例中有13%治疗后复发[46]。一项多中心随机对照试验对136例确诊为低级别瘤变的巴雷特食管患者进行了内镜下RFA治疗与内镜监测的比较，结果发现，在3年的随访期内，与内镜监测相比消融治疗将进展为高级别异型增生或腺癌的风险降低了25%[47]。在第1次射频消融治疗后，患者通常需要间隔2个月再次接受射频消融治疗，直至达到CE-IM。消融将如上重复进行，直到所有可见的巴雷特组织被根除（通过高清晰度白光内镜和电子彩色内镜检查评估）。这一治疗终点达到后，在原来巴雷特食管区段进行每隔1 cm的四象限的活检，从而确认达到了CE-IM。大多数患者实现CE-IM一般需要3~4个疗程，当然，这可能会根据巴雷特食管节段长短而有所不同。因此，在低级别瘤变和高级别瘤变患者中，RFA具有显著增加CE-IM概率、减少病情进展和癌变风险的高水平证据。

关于RFA治疗巴雷特食管的持久性的初步报告是非常令人鼓舞的，一项研究报告显示在消融治疗3年后，98%的患者保持了异型增生根治的疗效，91%的患者保持了根除肠上皮化生的疗效[48]。然而，一些最近的关于RFA治疗效果持久性的研究结果并不太乐观。美国多中心临床实践联合会的分析报告显示，达到CE-IM的患者中有33%在2年内复发[49]；一项对起初没有异型增生的低风险巴雷特食管患者进行了研究，50%患者在达到CE-IM后复发[50]，从而强调了消融后的持续监测的必要性。有报道显示内镜医生的RFA数量和CE-IM率之间有很强的相关性[51]，因此应该考虑将这些患者转到高容量医疗中心以获得最佳治疗效果。

据报道，25%~50%的患者在射频消融后出现胸痛，一般持续3~4 d。最常见的严重并发症是食管狭窄，可发生于多达8%RFA治疗后的患者，这些狭窄通常可以通过内镜下扩张来达到治愈。单纯射频消融治疗后出血（<1%）和穿孔（<0.01%）非常少见，但与射频消融同时进行内镜下黏膜切除（endoscopic mucosal resection，EMR）时则较常出现。目前，尚没有与RFA治疗相关的死亡报告[52-53]。

美国国家RFA登记处于2015年发布的一项数据研究表明，巴雷特食管患者开始RFA治疗后，其发生食管癌或死于食管癌的风险很低，分别为7.8/1 000人/年和0.7/1 000人/年，食管腺癌发病率低于具有同等基线组织学异型增生的患者自然条件下的发病率[54]。

2. 冷冻治疗

冷冻疗法是指使用极冷温度（−196 ℃）的加压液态氮或二氧化碳（CO_2），以实现组织损伤、细胞膜破坏和蛋白质变性。这通常是在没有直接接触黏膜的情况下使用喷雾导管完成的，目的是实现多个快速冷冻和解冻的循环。通常需要使用减压管来排除多余的气体。一般情况下需要3~4个疗程来根除所有可见的巴雷特食管黏膜。

尚没有随机对照试验评估冷冻治疗在治疗巴雷特食管中的有效性和安全性，目前的最佳可循证据来自队列研究。一项回顾性队列研究纳入的96例确诊高级别异型增生的巴雷特食管患者使用液氮进行了冷冻治疗，结果显示97%完全根除了高级别典型增生（CE-HGD），57%的患者实现了CE-D，87%的患者实现了CE-IM[55]。一项纳入了32例患者的小型研究旨在评估喷洒冷冻（液氮）治疗具有HGD的巴雷特食管患者的长期（2年）安全性和有效性，结果显示随访2年后所有患者达到CE-HGD，84%的患者达到CE-IM，而16%的患者出现了HGD复发[56]。一项前瞻性队列研究的80例患者来自美国国家液氮冷冻治疗登记中心[57]，这80例患者均为合并有LGD或者HGD的巴雷特食管患者，研究结果显示91%的LGD患者和81%的HGD患者达到了CE-D，而61%的LGD患者和65%的HGD患者达到了CE-IM。一项关于CO_2冷冻治疗的回顾性研究分析了78例患者的治疗结果，得出了相似的结论，94%的患者达到了CE-HGD，而有55%的患者达到了CE-IM[58]。然而，二氧化碳冷冻疗法不再具有商业价值。为治疗巴雷特食管，研制了一种新的球型经内镜聚焦冷冻消融装置，目前检验该装置安全性和有效性的临床试验正在进行中（图1-4）。

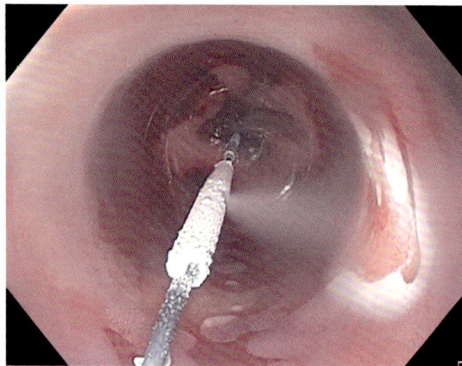

图1-4 巴雷特食管内镜下冷冻治疗

目前还没有直接比较冷冻治疗和射频消融治疗效果的相关研究，同样冷冻治疗对比其他消融技术的成本–效益研究亦尚未见报道。冷冻治疗已被证明是一种安全的技术，罕有并发症发生，这些并发症包括3%的患者形成狭窄（通常可以通过内镜扩张来处理），2%的患者出现术后胸痛，但疼痛通常是自限性的[52]。

3.光动力治疗

光动力治疗（photodynamic therapy，PDT）是全身注射光敏药物，通常是卟吩姆钠（Ps）4-氨基乙酰丙酸（ALA），或间–四羟基苯二氢卟酚，它们在肿瘤组织中集聚，然后被由内镜下激光装置发射特定波长的激光激活[59]。Ps是最常用的增敏剂，通常在内镜手术前2 d通过静脉注射，以便有足够的时间吸收到组织中。一旦光敏剂被激光激活，就会引发光动力反应，产生自由基，导致细胞损伤和凋亡，与RFA或冷冻疗法相比，具有更深的组织穿透性[52]。

一项大型、多中心、部分盲法的随机对照试验比较了巴雷特食管合并HGD患者应用PDT+PPI与单独使用PPI的治疗效果，结果显示PDT组的患者77%达到了CE-HGD，52%达到了CE-IM，但PDT组中94%的患者发生了与治疗相关的不良事件[60]。该研究组随后发表了他们的长期随访结果，报告显示经5年长期随访后，之前达到的CE-HDG治愈率得以保持[61]。2016年新发表的一项单中心回顾性观察研究结果显示，相比RFA+EMR治疗组以及单纯RFA治疗组，PDT组患者在治疗后1年时的CE-IM率更高（PDT Group vs RFA+EMR Group vs RFA Group：71.9% vs 47.8% vs 22.9%）[62]。食管光动力治疗的主要治疗相关不良事件包括光敏性皮炎和食管狭窄的形成。PDT治疗后食管狭窄率较高，甚至有报告称高达36%[60]。较高的狭窄率以及与RFA相比更高的成本[63]限制了其广泛应用，PDT在很大程度上将被RFA所取代。

（二）内镜下切除

内镜下切除（ER）通常被推荐用于治疗巴雷特食管中伴有不规则结节状或扁平状的黏膜可见病灶。ER后可提供一个包括精确浸润深度的病理分析，并常常能达到治愈效果。目前临床应用的内镜下切除主要有两种类型，即内镜下黏膜切除（EMR）和内镜黏膜下剥离（endoscopic submucosal dissection，ESD）。

内镜下黏膜切除术治疗食管疾病可采用不同的方法进行。其中一种是利用前端装有透明帽进行黏膜下注射的方法进行圈套切除。另外一种是采用多环装置套扎形成假性息肉的方法进行圈套切除。后者不需要进行黏膜下液体的注射。多环黏膜套扎切除技术是利用特定的多环装置实现病灶的多次快速切除技术。与透明帽吸引切除技术相比，多环黏膜套扎术快速、成本较低，且相当安全有效[64]。对1 000例行内镜下黏膜切除术的黏膜内腺癌的患者进行中位5年的随访，结果显示完全缓解率达96.3%[65]。

在日本，内镜黏膜下剥离术起初用于早期胃癌的治疗。该技术是通过黏膜下液体注射，借助内镜钳道置入特定的切刀先环向切开，之后在黏膜下平面进行剥离的方法。与黏膜切除相比，它可实现较大病灶的整块切除。但该技术费时，对技术要求较高且并发症较多，目前该技术在美国仅有少数的特定机构开展。2016年德国公布的一项随机对照试验表明：采用透明帽切除术与内镜黏膜下剥离术治疗≤3 cm的巴雷特食管病灶，内镜黏膜下剥离术获得一个较高的R0切除率（所有切缘均阴性）。但在3个月的完全缓解率和2年随访的复发率方面无差异性[66]。因此，内镜下黏膜切除术和内镜黏膜下剥离术在未来的其他细节问题上尚需进一步研究。

六、治疗后监测

巴雷特食管在CE-IM后复发并不少见。2016年发表的包含41项研究的Meta分析显示，巴雷特食管的合并复发率（伴或不伴异型增生/癌）为每患者随访年9.5%，而在单个研究中这一概率为0.9%~28.8%。同一的Meta分析还显示，异型增生的巴雷特食管患者和高级别瘤变/癌的合并发病率分别为每患者随访年2.0%和1.2%。绝大多数复发（95.4%）能够经内镜治疗成功治愈[67]。巴雷特食管患者年龄和患病时长可能是复发的预测因素。一项使用美国RFA登记处数据的研究报告了CE-IM后的总复发率为20%，多变量分析结果显示复发的预测因素为年龄、巴雷特食管的长度和非白种人[68]。因此，治疗后持续的内镜监测是必要的。治疗后监测的时间间隔和活检方案是基于专家意见，目前尚缺乏足够的证据作为专业推荐的基础。2016年美国胃肠肿瘤协会发布的指南[12]建议：对于高级别瘤变或者黏膜内癌的患者治疗后的第1年每3个月进行一次随访监测，第2年每6个月进行一次随访监测，之后每年度进行1次；对于低级别瘤变的患者推荐治疗后第1年每6个月进行1次随访监测，之后则每年度1次。除了随机四象限的活检外，任何可见异常病变均应进行活检。在治疗后进行监测时，我们要通过正向和反转镜2个视野对下段食管和胃食管交界处进行仔细观察。一系列病例报告提示在CE-IM之后贲门部和胃食管交界部发生瘤变，贲门部应常规进行监测活检[12]。一些专家还建议对接受治疗的巴雷特食管患者进行常规的贲门消融治疗，以减少贲门处肿瘤的复发，虽然这似乎是一种合理的方法，但目前尚无证据支持。

消融后的嗜酸性粒细胞增多症在2.7%~16%的病例中发生[69-70]，虽然消融后嗜酸性粒细胞增多症的临床意义尚不明确，但这些研究表明，所有患者均未出现嗜酸性粒细胞性食管炎（EoE）的临床症状和体征。

治疗后监测期间关注的一个领域是鳞状上皮下肠上皮化生（subsquamous intestinal metaplasia，SSIM），更通俗的说法是"埋藏的腺体"或"埋藏的巴雷特食管"。SSIM被定义为Barrett化生存在于一层完整的鳞状上皮之下（图1-5）。常规的内镜监测通常不能发现SSIM，甚至对新生鳞状上皮活检的情况下也不能够发现，这已经有文献证明大多数食管黏膜活检非常表浅，不足以活检到深埋于鳞状上皮下的腺体[71]。有个案报道描述了RFA后从SSIM发展为食管腺癌[72]的情况，但早期关于SSIM可能由消融引起并可增加进展为食管癌的风险这种担忧尚未得到证实。有队列研究表明，在消融治疗前多达38%的患者已经存在SSIM[73]。有结果表明在巴雷特食管消融治疗后SSIM实际上可能会减少。一项RFA在巴雷特食管的应用的随机、假对照试验发现：在消融治疗前有25%的患者存在SSIM，消融治疗后12个月下降到5%[10]。美国RFA登记处2015年发表的一项研究[54]表明：SSIM与罹患食管癌的风险增加有关，但所有的鳞状细胞癌都发生在CE-IM之前，在CE-IM后SSIM较为少见。因此，该结果提示射频消融可消除SSIM，预防鳞状细胞下癌癌的发生。

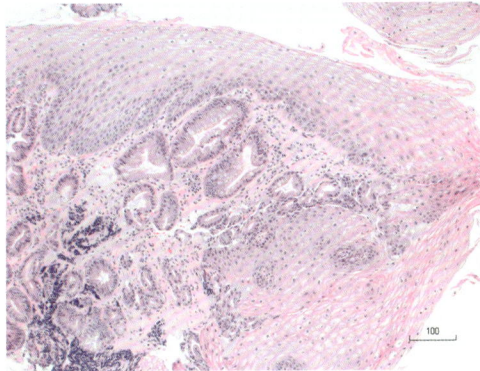

图1-5 鳞状上皮下肠上皮化生
HE染色×100，图片由美国德州休斯敦贝勒医学院病理与免疫学科Sadhna Dhingra医生提供。

OCT是一种成像模式，通过OCT能够对浅层组织进行横断面成像，以产生类似于超声内镜（endoscopic ultrasound，EUS）的图像，但是这种模式下使用光代替了超声波。OCT具有较高的空间分辨率，但穿透深度低于EUS[74]。OCT能够使表层上皮下结构成像，这使它成为一种在评价SSIM的研究中非常具有吸引力的方法。一项单中心横断面研究发现，使用OCT评估的情况下有72%的未接受治疗的巴雷特食管患者存在SSIM，而在RFA后达到CE-IM的患者中有63%存在SSIM，在CE-IM组中，每个患者的埋藏腺体数量明显较低[75]。容积激光内镜（volumetric laser endomicroscopy，VLE）是一种市场在售的基于频域光学断层成像系统。2016年发表的荷兰的一项研究对17例合并高级别瘤变或者黏膜内腺癌进行RFA治疗后的患者应用VLE评估，发现13例患者有鳞状上皮下腺体结构。但是，EMR后的病理评估显示13例患者中只有1例患者的鳞状上皮下腺体结构是SSIM，其余均为正常组织结构[76]。因此，还需要进一步的数据来了解SSIM的真实发病率、潜在恶变风险以及先进成像技术的作用，从而进一步确定其真正的意义。

七、结论

对于合并异型增生的巴雷特食管患者而言，内镜治疗已成为公认的治疗标准。内镜下消融治疗对大部分患者是完全可以达到CE-D和CE-IM的。射频消融是目前研究最多的一种治疗方式，并已证明对大多数患者来说该治疗方式安全有效。由于复发的风险仍然存在且不可预测，消融治疗后需要持续的内镜监测。大多数复发可通过定期复查发现，并能够再次使用内镜治疗。在未来的研究中，我们更将关注先进的成像技术和生物标志物在消融治疗前后筛查和监测中的作用。

声明

本文作者宣称无任何利益冲突。

参考文献

[1] Spechler SJ，Sharma P，Souza RF，et al. American Gastroenterological Association medical position statement on the management of Barrett's esophagus[J]. Gastroenterology，2011，140：1084-1091.

[2] Shiota S，Singh S，Anshasi A，et al. Prevalence of Barrett's Esophagus in Asian Countries：A Systematic Review and Meta-analysis[J]. Clin Gastroenterol Hepatol，2015，13：1907-1918.

[3] Shaheen NJ，Richter JE. Barrett's oesophagus[J]. Lancet，2009，373：850-861.

[4] Runge TM，Abrams JA，Shaheen NJ. Epidemiology of Barrett's Esophagus and Esophageal Adenocar-cinoma[J]. Gastroenterol Clin North Am，2015，44：203-231.

[5] Sharma P，Falk GW，Weston AP，et al. Dysplasia and cancer in a large multicenter cohort of patients with Barrett's esophagus[J]. Clin Gastroenterol Hepatol，2006，4：566-572.

[6] Hvid-Jensen F，Pedersen L，Drewes AM，et al. Incidence of adenocarcinoma among patients with Bar-rett's esophagus[J]. N Engl J Med，2011，365：1375-1383.

[7] Shakhatreh MH，Duan Z，Kramer J，et al. The incidence of esophageal adenocarcinoma in a national veterans cohort with Barrett's esophagus[J]. Am J Gastroenterol，2014，109：1862-

1868；quiz 1861，1869.

[8]　Rustgi AK，El-Serag HB. Esophageal Carcinoma[J]. N Engl J Med，2014，371：2499-2509.

[9]　Rastogi A，Puli S，El-Serag HB，et al. Incidence of esophageal adenocarcinoma in patients with Barrett's esophagus and high-grade dysplasia：a meta-analysis[J]. Gastrointest Endosc，2008，67：394-398.

[10]　Shaheen NJ，Sharma P，Overholt BF，et al. Radiofrequency ablation in Barrett's esophagus with dysplasia[J]. N Engl J Med，2009，360：2277-2288.

[11]　di Pietro M，Chan D，Fitzgerald RC，et al. Screening for Barrett's Esophagus[J]. Gastroenterology，2015，148：912-913.

[12]　Shaheen NJ，Falk GW，Iyer PG，et al. ACG Clinical Guideline：Diagnosis and Management of Barrett's Esophagus[J]. Am J Gastroenterol，2016，111：30-50.

[13]　Saeian K，Staff DM，Vasilopoulos S，et al. Unsedated transnasal endoscopy accurately detects Barrett's metaplasia and dysplasia[J]. Gastrointest Endosc，2002，56：472-478.

[14]　Shariff MK，Bird-Lieberman EL，O'Donovan M，et al. Randomized crossover study comparing efficacy of transnasal endoscopy with that of standard endoscopy to detect Barrett's esophagus[J]. Gastrointest Endosc，2012，75：954-961.

[15]　Peery AF，Hoppo T，Garman KS，et al. Feasibility，Safety，Acceptability and Yield of Office-based，Screening Transnasal Esophagoscopy[J]. Gastrointest Endosc，2012，75：945-953.e2.

[16]　Lao-Sirieix P，Rous B，O'Donovan M，et al. Non-endoscopic immunocytological screening test for Barrett's oesophagus[J]. Gut，2007，56：1033-1034.

[17]　Kadri SR，Lao-Sirieix P，O'Donovan M，et al. Acceptability and accuracy of a non-endoscopic screening test for Barrett's oesophagus in primary care：cohort study[J]. BMJ，2010，341：c4372.

[18]　Ross-Innes CS，Debiram-Beecham I，O'Donovan M，et al. Evaluation of a minimally invasive cell sampling device coupled with assessment of trefoil factor 3 expression for diagnosing Barrett's esoph-agus：a multi-center case-control study[J]. PLoS Med，2015，12：e1001780.

[19]　Lagergren J，Bergström R，Lindgren A，et al. Symptomatic gastroesophageal reflux as a risk factor for esophageal adenocarcinoma[J]. N Engl J Med，1999，340：825-831.

[20]　Rubenstein JH，Taylor JB. Meta-analysis：the association of oesophageal adenocarcinoma with symp-toms of gastro-oesophageal reflux[J]. Aliment Pharmacol Ther，2010，32：1222-1227.

[21]　Dulai GS，Guha S，Kahn KL，et al. Preoperative prevalence of Barrett's esophagus in esophageal ade-nocarcinoma：a systematic review[J]. Gastroenterology，2002，122：26-33.

[22]　El-Serag HB，Naik AD，Duan Z，et al. Surveillance endoscopy is associated with improved outcomes of oesophageal adenocarcinoma detected in patients with Barrett's oesophagus[J]. Gut，2016，65：1252-1260.

[23]　Gupta N，Gaddam S，Wani SB，et al. Longer inspection time is associated with increased detection of high-grade dysplasia and esophageal adenocarcinoma in Barrett's esophagus[J]. Gastrointest Endosc，2012，76：531-538.

[24]　Levine DS，Haggitt RC，Blount PL，et al. An endoscopic biopsy protocol can differentiate high-grade dysplasia from early adenocarcinoma in Barrett's esophagus[J]. Gastroenterology，1993，105：40-50.

[25]　Anandasabapathy S. Advanced imaging in Barrett's esophagus：are we ready to relinquish the

random?[J]. Clin Gastroenterol Hepatol,2013,11: 1571-1572.

[26] Mansour NM, Groth SS, Anandasabapathy S. Esophageal Adenocarcinoma: Screening, Surveillance, and Management[J]. Annu Rev Med,2017,68: 213-227.

[27] Sharma P, Savides TJ, Canto MI, et al. The American Society for Gastrointestinal Endoscopy PIVI (Preservation and Incorporation of Valuable Endoscopic Innovations) on imaging in Barrett's Esoph-agus[J]. Gastrointest Endosc,2012,76: 252-254.

[28] Thosani N, Abu Dayyeh BK, Sharma P, et al. ASGE Technology Committee systematic review and meta-analysis assessing the ASGE Preservation and Incorporation of Valuable Endoscopic Innovations thresholds for adopting real-time imaging-assisted endoscopic targeted biopsy during endoscopic sur-veillance[J]. Gastrointest Endosc,2016,83: 684-698.e7.

[29] Canto MI, Setrakian S, Willis J, et al. Methylene blue-directed biopsies improve detection of intestinal metaplasia and dysplasia in Barrett's esophagus[J]. Gastrointest Endosc,2000,51: 560-568.

[30] Ngamruengphong S, Sharma VK, Das A. Diagnostic yield of methylene blue chromoendoscopy for detecting specialized intestinal metaplasia and dysplasia in Barrett's esophagus: a meta-analysis[J]. Gas-trointest Endosc,2009,69: 1021-1028.

[31] Sharma P, Marcon N, Wani S, et al. Non-biopsy detection of intestinal metaplasia and dysplasia in Barrett's esophagus: a prospective multicenter study[J]. Endoscopy,2006,38: 1206-1212.

[32] Mannath J, Subramanian V, Hawkey CJ, et al. Narrow band imaging for characterization of high grade dysplasia and specialized intestinal metaplasia in Barrett's esophagus: a meta-analysis[J]. Endoscopy,2010,42: 351-359.

[33] Canto MI, Anandasabapathy S, Brugge W, et al. In vivo endomicroscopy improves detection of Barrett's esophagus-related neoplasia: A multicenter international randomized controlled trial (with video)[J]. Gastrointest Endosc,2014,79: 211-221.

[34] García Rodríguez LA, Lagergren J, et al. Gastric acid suppression and risk of oesophageal and gastric adenocarcinoma: a nested case control study in the UK[J]. Gut,2006,55: 1538-1544.

[35] El-Serag HB, Aguirre TV, Davis S, et al. Proton pump inhibitors are associated with reduced incidence of dysplasia in Barrett's esophagus[J]. Am J Gastroenterol,2004,99: 1877-1883.

[36] Kastelein F, Spaander MC, Steyerberg EW, et al. Proton Pump Inhibitors Reduce the Risk of Neoplastic Progression in Patients With Barrett's Esophagus[J]. Clin Gastroenterol Hepatol, 2013,11: 382-388.

[37] Singh S, Garg SK, Singh PP, et al. Acid-suppressive medications and risk of oesophageal adenocarcinoma in patients with Barrett's oesophagus: a systematic review and meta-analysis[J]. Gut,2014,63: 1229-1237.

[38] Peters FT, Ganesh S, Kuipers EJ, et al. Endoscopic regression of Barrett's oesophagus during omeprazole treatment; a randomised double blind study[J]. Gut,1999,45: 489-494.

[39] Baruah A, Buttar NS. Chemoprevention in Barrett's oesophagus[J]. Best Pract Res Clin Gastroenterol,2015,29: 151-165.

[40] Liao LM, Vaughan TL, Corley DA, et al. Nonsteroidal anti-inflammatory drug use reduces risk of adenocarcinomas of the esophagus and esophagogastric junction in a pooled analysis[J].

Gastroenterology, 2012, 142: 442-452.e5; quiz e22-e23.

[41] Heath EI, Canto MI, Piantadosi S, et al. Secondary chemoprevention of Barrett's esophagus with celecoxib: results of a randomized trial[J]. J Natl Cancer Inst, 2007, 99: 545-557.

[42] Masclee GM, Coloma PM, Spaander MC, et al. NSAIDs, statins, low-dose aspirin and PPIs, and the risk of oesophageal adenocarcinoma among patients with Barrett's oesophagus: a population-based case-control study[J]. BMJ Open, 2015, 5: e006640.

[43] Singh S, Singh AG, Singh PP, et al. Statins are associated with reduced risk of esophageal cancer, par-ticularly in patients with Barrett's esophagus: a systematic review and meta-analysis[J]. Clin Gastroenterol Hepatol, 2013, 11: 620-629.

[44] Nguyen T, Duan Z, Naik AD, et al. Statin use reduces risk of esophageal adenocarcinoma in US veterans with Barrett's esophagus: a nested case-control study[J]. Gastroenterology, 2015, 149: 1392-1398.

[45] Belghazi K, Bergman J, Pouw RE. Endoscopic Resection and Radiofrequency Ablation for Early Esophageal Neoplasia[J]. Dig Dis, 2016, 34: 469-475.

[46] Orman ES, Li N, Shaheen NJ. Efficacy and durability of radiofrequency ablation for barrett's esophagus: Systematic review and meta-analysis[J]. Clin Gastroenterol Hepatol, 2013, 11: 1245-1255.

[47] Phoa KN, van Vilsteren FGI, Weusten BLAM, et al. Radiofrequency Ablation vs Endoscopic Surveillance for Patients With Barrett Esophagus and Low-Grade Dysplasia: A Randomized Clinical Trial[J]. JAMA, 2014, 311: 1209.

[48] Shaheen NJ, Overholt BF, Sampliner RE, et al. Durability of Radiofrequency Ablation in Barrett's Esophagus With Dysplasia[J]. Gastroenterology, 2011, 141: 460-468.

[49] Gupta M, Iyer PG, Lutzke L, et al. Recurrence of Esophageal Intestinal Metaplasia After Endoscopic Mucosal Resection and Radiofrequency Ablation of Barrett's Esophagus: Results From a US Multi-center Consortium[J]. Gastroenterology, 2013, 145: 79-86.e1.

[50] Saligram S, Tofteland N, Wani S, et al. Long-term results of the mucosal ablation of Barrett's esophagus: efficacy and recurrence[J]. Endosc Int Open, 2015, 3: E189-E194.

[51] Fudman DI, Lightdale CJ, Poneros JM, et al. Positive correlation between endoscopist radiofrequency ablation volume and response rates in Barrett's esophagus[J]. Gastrointest Endosc, 2014, 80: 71-77.

[52] Peter S, Mönkemüller K. Ablative Endoscopic Therapies for Barrett's-Esophagus-Related Neoplasia[J]. Gastroenterol Clin North Am, 2015, 44: 337-353.

[53] Qumseya BJ, Wani S, Desai M, et al. Adverse Events After Radiofrequency Ablation in Patients With Barrett's Esophagus: A Systematic Review and Meta-analysis[J]. Clin Gastroenterol Hepatol, 2016, 14: 1086-1095.e6.

[54] Wolf WA, Pasricha S, Cotton C, et al. Incidence of Esophageal Adenocarcinoma and Causes of Mortality After Radiofrequency Ablation of Barrett's Esophagus[J]. Gastroenterology, 2015, 149: 1752-1761.e1.

[55] Shaheen NJ, Greenwald BD, Peery AF, et al. Safety and efficacy of endoscopic spray cryotherapy for Barrett's esophagus with high-grade dysplasia[J]. Gastrointest Endosc, 2010, 71: 680-685.

[56] Gosain S, Mercer K, Twaddell WS, et al. Liquid nitrogen spray cryotherapy in Barrett's

esophagus with high-grade dysplasia: long-term results[J]. Gastrointest Endosc, 2013, 78: 260-265.

[57] Ghorbani S, Tsai FC, Greenwald BD, et al. Safety and efficacy of endoscopic spray cryotherapy for Barrett's dysplasia: results of the National Cryospray Registry[J]. Dis Esophagus, 2016, 29: 241-247.

[58] Canto MI, Shin EJ, Khashab MA, et al. Safety and efficacy of carbon dioxide cryotherapy for treatment of neoplastic Barrett's esophagus[J]. Endoscopy, 2015, 47: 591.

[59] Shishkova N, Kuznetsova O, Berezov T. Photodynamic therapy in gastroenterology[J]. J Gastrointest Cancer, 2013, 44: 251-259.

[60] Overholt BF, Lightdale CJ, Wang KK, et al. Photodynamic therapy with porfimer sodium for ablation of high-grade dysplasia in Barrett's esophagus: international, partially blinded, randomized phase III trial[J]. Gastrointest Endosc, 2005, 62: 488-498.

[61] Overholt BF, Wang KK, Burdick JS, et al. Five-year efficacy and safety of photodynamic therapy with Photofrin in Barrett's high-grade dysplasia[J]. Gastrointest Endosc, 2007, 66: 460-468.

[62] David WJ, Qumseya BJ, Qumsiyeh Y, et al. Comparison of endoscopic treatment modalities for Barrett's neoplasia[J]. Gastrointest Endosc, 2015, 82: 793-803.e3.

[63] Ertan A, Zaheer I, Correa AM, et al. Photodynamic therapy vs radiofrequency ablation for Barrett's dysplasia: efficacy, safety and cost-comparison[J]. World J Gastroenterol, 2013, 19: 7106-7113.

[64] Pouw RE, van Vilsteren FG, Peters FP, et al. Randomized trial on endoscopic resection-cap versus multiband mucosectomy for piecemeal endoscopic resection of early Barrett's neoplasia[J]. Gastrointest Endosc, 2011, 74: 35-43.

[65] Pech O, May A, Manner H, et al. Long-term efficacy and safety of endoscopic resection for patients with mucosal adenocarcinoma of the esophagus[J]. Gastroenterology, 2014, 146: 652-660.e1.

[66] Terheggen G, Horn EM, Vieth M, et al. A randomised trial of endoscopic submucosal dissection versus endoscopic mucosal resection for early Barrett's neoplasia[J]. Gut, 2016. [Epub ahead of print].

[67] Krishnamoorthi R, Singh S, Ragunathan K, et al. Risk of recurrence of Barrett's esophagus after successful endoscopic therapy[J]. Gastrointest Endosc, 2016, 83: 1090-1106.e3.

[68] Pasricha S, Bulsiewicz WJ, Hathorn KE, et al. Durability and predictors of successful radiofrequency ablation for Barrett's esophagus[J]. Clin Gastroenterol Hepatol, 2014, 12: 1840-1847.e1.

[69] Halsey KD, Arora M, Bulsiewicz WJ, et al. Eosinophilic infiltration of the esophagus following endo-scopic ablation of Barrett's neoplasia[J]. Dis Esophagus, 2013, 26: 113-116.

[70] Villa N, El-Serag HB, Younes M, et al. Esophageal eosinophilia after radiofrequency ablation for Bar-rett's esophagus[J]. Dis Esophagus, 2013, 26: 674-677.

[71] Gupta N, Mathur SC, Dumot JA, et al. Adequacy of esophageal squamous mucosa specimens obtained during endoscopy: are standard biopsies sufficient for postablation surveillance in Barrett's esophagus?[J]. Gastrointest Endosc, 2012, 75: 11-18.

[72] Chabrun E, Marty M, Zerbib F. Development of esophageal adenocarcinoma on buried

glands following radiofrequency ablation for Barrett's esophagus[J]. Endoscopy,2012,44 Suppl 2 UCTN: E392.

[73] Sharma P, Morales TG, Bhattacharyya A, et al. Squamous Islands in Barrett's Esophagus: What Lies Underneath?[J]. Am J Gastroenterol,1998,93: 332-335.

[74] Muthusamy VR, Kim S, Wallace MB. Advanced Imaging in Barrett's Esophagus[J]. Gastroenterol Clin North Am,2015,44: 439-458.

[75] Zhou C, Tsai TH, Lee HC, et al. Characterization of buried glands before and after radiofrequency ablation by using 3-dimensional optical coherence tomography (with videos) [J]. Gastrointest Endosc,2012,76: 32-40.

[76] Swager AF, Boerwinkel DF, de Bruin DM, et al. Detection of buried Barrett's glands after radiofre-quency ablation with volumetric laser endomicroscopy[J]. Gastrointest Endosc, 2016,83: 80-88.

译者：张瑞祥，国家癌症中心/中国医学科学院肿瘤医院

审校：李印，国家癌症中心/中国医学科学院肿瘤医院

Cite this article as: Mansour NM, El-Serag HB, Anandasabapathy S. Barrett's esophagus: best practices for treatment and post-treatment surveillance. Ann Cardiothorac Surg 2017;6(2):75-87. doi: 10.21037/acs.2017.03.05

第二章　早期食管癌的内镜黏膜下剥离术及内镜下黏膜切除术

Bo Ning[1], Mohamed M. Abdelfatah[2], Mohamed O. Othman[3]

[1]The Second Affiliated Hospital of Chongqing Medical University, Chongqing 400010, China; [2]Gastroenterology and Hepatology Section, Baylor College of Medicine, Houston, TX, USA; [3]Division of Gastroenterology, Department of Internal Medicine, East Carolina University, Greenville, NC, USA

Correspondence to: Mohamed O. Othman, MD, Director of Advanced Endoscopy, Assistant Professor of Medicine. Gastroenterology Section, Baylor College of Medicine, 7200 Cambridge Street, Suite 10C, Houston, Texas 77030, USA.
Email: mohamed.othman@bcm.edu.

摘要：尽管食管癌的治疗取得了一些进展，但其死亡率仍较高。虽然食管鳞状细胞癌的发病率保持不变，但食管腺癌的发病率近来有所上升。胃食管反流疾病（GERD）和肥胖是巴雷特食管和腺癌发生的重要因素。早期发现可以使食管肿瘤在发展至淋巴血管浸润前接受切除手术。已有多种方案被用于诊断癌前病变和早期食管癌。色素内镜检查、窄带成像及内镜下超声检查常被用于评估早期食管病变。最近，对共聚焦激光显微内镜（CLE）及体积激光扫描的应用研究取得了不错的结果。早期食管癌的内镜治疗可以通过内镜下黏膜切除术（EMR）和内镜黏膜下剥离术（ESD）完成。这两种技术都可以在不损伤更深层次的情况下，完成对包含早期肿瘤的黏膜（可能还有部分黏膜下成分）的切除。黏膜下注射形成隆起后进行套扎切除或透明帽辅助黏膜吸引后套扎切除是最常用的EMR技术。EMR可以整块切除<2 cm的

病灶，更大的病灶则可能需要采用分片切除的方式，而这可能会影响对病灶切缘的评估及病变边界的定位。ESD可以不受病灶大小的限制完成病灶的整块切除。ESD通过使用专门的针刀，可以切开后在黏膜下层内对病灶进行仔细剥离。行ESD术后肿瘤复发少见，但是这项技术操作要求高并且穿孔风险高。行范围较广的EMR或ESD后的主要问题是食管狭窄，而一般来说球囊扩张或支架植入足以解决该问题。

关键词：内镜黏膜下剥离术（ESD）；内镜下黏膜切除术（EMR）；早期食管癌

View this article at: http://dx.doi.org/10.21037/acs.2017.03.15

一、引言

根治性食管切除术历来是对早期食管癌的标准治疗。而在过去20年，内镜下黏膜切除术（EMR）和内镜黏膜下剥离术（ESD）取得了不错的成果。最近发表了几项比较TisN0M0和T1N0M0食管癌患者的内镜治疗和手术切除的研究，研究发现两者的中位无瘤生存率相似。此外，经内镜下治疗的患者其并发症发生率明显更低[1]。

对于病变局限于黏膜层且无淋巴结转移的患者，EMR和ESD是一种更微创而经济的治疗方案[2]。在本文中，我们将会讨论对于早期食管癌的内镜处理选择。

二、早期食管癌的内镜评估

在选择内镜治疗前，通过广泛而准确的诊断分期完成对患者的筛选是很重要的。多灶黏膜活检的上消化道内镜检查对食管癌诊断的敏感性可以达到96%[3]，再加上在复杂食管节段内的细胞学刷检可以将诊断准确性提高到98.8%[4]。同时，还需要诸如色素内镜、窄带成像（NBI）、共聚焦内镜、分光镜、放大内镜、超声内镜（EUS）及其他先进内镜成像技术的非组织学检查技术来检测食管癌的范围和深度。这可以为早期食管癌的诊疗提供重要的信息。

准确的分期是选择内镜治疗的关键。肿瘤浸润深度、肿瘤边缘的评判以及淋巴结受累情况对于决定内镜治疗的可行性及选择是必不可少的。下文叙述的一些技术，可以帮助筛选适合内镜治疗的病变。

（一）色素内镜检查

食管癌的大体特点（如结节、溃疡、狭窄）可以通过传统白光内镜观察，但是，一些早期食管癌特别是高分化不典型增生，肉眼观察可以没有异常。

有些染色剂是在白光内镜下使用的，主要包括吸收性着色剂、对照性着色剂和反应性着色剂3种。吸收性着色剂对于某些黏膜成分有亲和性，包括鲁氏碘、亚甲蓝、甲苯胺蓝和结晶紫（龙胆紫）。鲁氏碘是将碘和碘化钾溶于水的溶液。将其喷到食管黏膜表面时，碘与正常鳞状上皮组织中的淀粉相结合，在几分钟后将其染成黑色、暗褐色或绿褐色。肿瘤和癌前期病变（CAPs）由于缺乏淀粉成分而不被染色或淡染[5]。鲁氏碘是评估早期食管癌的首选内镜染色剂[6]。亚甲蓝（MB）是另一种色素内镜检查的染色剂，其可以被肠上皮吸收但不被鳞状上皮或胃上皮吸收，这种对于肠上皮的选择性使其成为对于巴雷特食管的理想染色剂，并可以在食管鳞状黏膜背景中突出显示不典型增生成分。结晶紫与亚甲蓝的特点相似[5]。甲苯胺蓝是一种可以对细胞核染色的碱性染料，其可以将DNA生成增加，核浆比高的恶性组织染成蓝色。甲苯胺蓝对于食管鳞状细胞癌和巴雷特食管的食管柱状上皮都有作用。与上述重要染色剂不同，对照性染色剂，例如靛洋红，不能被组织吸收，但其在突出黏膜紊乱性方面具有价值[5]。

用不同染色剂或组合使用进行内镜下染色可以将食管病灶的存在及范围显示得更清楚。色素内镜检查在进行EMR和ESD前识别早期病灶的边界方面具有重要作用。

（二）NBI/FICE/i-SCAN和放大内镜

已有多种新技术被应用于更好地勾画食管黏膜。与传统波长大约在400~800 nm的白光内镜不同，窄带成像（NBI）是一种应用窄波长蓝光和绿光的技术。光线穿透进入组织的深度取决于其波长。应用于NBI的窄带光优先增强蓝光，其穿入深度较浅，可突出显示表层的毛细血管网和黏膜凹陷特征。将NBI与放大内镜或高分辨内镜技术结合可以显示出黏膜的微小结构和细小的血管网[7]（图2-1），这可以识别出鳞状上皮黏膜内的上皮乳头内毛细血管襻（IPCLs）分型，更好地检测早期食管癌。有报道NBI加上放大内镜可以更好地识别巴雷特食管中柱状上皮和分化不良上皮，对于识别表浅食管鳞状细胞癌具有高敏感性和较高的阴性预测值，可以获得与鲁氏色素内镜检查类似的结果。另两项类似于NBI技术的是FICE智能分光比色技术和i-SCAN电子染色技术。这两项技术都应用光学滤器或电子方法来突出表层特征和血管结构的细节，其被称为虚拟色素内镜，对早期食管癌具有类似的诊断价值。虚拟色素内镜更易使用，可节省喷洒燃料的时间，此外可通过内镜上的按钮来控制其开关。

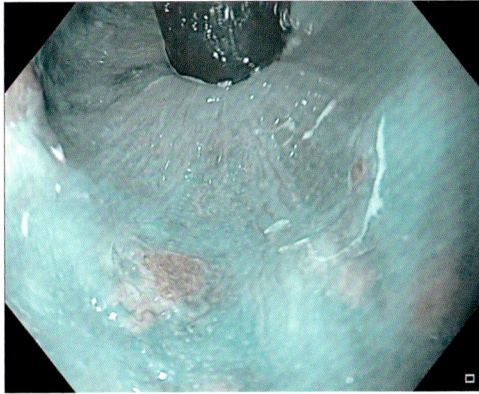

图2-1　显示Barrett黏膜灶食管NBI翻转视野

（三）超声内镜

自从20世纪80年代早期被首次提出以来，超声内镜（EUS）已经演变成一种很有价值的诊疗手段。其原理是应用超声波来观察食管和周围结构的组织层次。EUS在评估肿瘤病灶浸润深度和区域淋巴结方面较其他成像方法更敏感[8]。对于表浅的和部分阻塞的食管癌患者，其肿瘤局灶分期的准确性可以达到90%。在一项Meta分析中，EUS诊断T1病灶敏感性为81.6%，特异性为99.4%。EUS诊断T4病灶的综合敏感性为92.4%，特异性为97.4%。细针抽吸（fine needle aspiration，FNA）可将EUS诊断N分期的敏感性从84.7%提高到96.7%[9]。

应用高频超声探头的EUS较常规EUS对于评估早期食管癌浸润深度更准确。高频超声探头可以准确识别70%~88%的黏膜内肿瘤和83%~94%的黏膜下肿瘤的浸润深度。但是，其对于黏膜下浸润性肿瘤的诊断敏感性相对较低[10-11]。有报道认为EUS对于早期食管癌诊断的低敏感性会导致对于很大一部分患者的治疗不足或过度[12]。

EUS主要的不足在于其依赖于操作者的技术，需要相当多的经验和训练才能达到分期所需的技巧，此外，EUS对于诊断胃食管交界部肿瘤不够敏感[12]。最后，伴有狭窄的食管癌可能会由于EUS探头不能通过和潜在的穿孔风险而限制EUS的准确性。

超过1cm低回声圆形的局部淋巴结通常是恶性的。EUS对于识别局部淋巴结的恶性特征的敏感性为80%[13]。EUS引导下FNA被证明是一种微创、安全的手段来获得细胞学标本进行分期，加上FNA可以将准确性提高到92%~98%[8,14]。总的来说，巴雷特食管癌前期病变的EUS分期不足以提供足够的信息来区分黏膜和黏膜下浸润，但有助于排除淋巴结转移。

（四）其他可用于早期食管癌诊断的新内镜技术

1. 共聚焦激光显微内镜

共聚焦激光显微内镜（CLE）是种用低能量激光来显示组织上皮表面细微结构的显像技术。这项技术需要注射如荧光素的造影剂。造影剂通过毛细血管弥散到细胞外基质，再从被激光束照射的组织反射出荧光。CLE能够获得消化道黏膜层的高度放大和高分辨率的图像[14]。CLE系统可以是基于镜头探头的（pCLE）或是整合有CLE系统的专用内镜（eCLE）。有报道称pCLE可以在细胞和亚细胞水平放大1 000倍显示组织，这就可以对怀疑的病灶进行实时可视的活检诊断。对BE患者来说，CLE是准确鉴别肿瘤成分的有效方法[15-17]。在Xiong等[18]进行的一项Meta分析中报道，用CLE来检测巴雷特食管的肿瘤敏感性和特异性分别为89%和83%。

2. 光学相干断层成像

OCT可以被认为是一种与超声检查类似的技术，但与EUS通过声波散射产生图像不同，OCT基于组织组成的不同，用激光产生的红外光和光学散射来产生二维图像。通过用干涉测量的方法，OCT能够测量广泛组织的干涉模式，通过信号产生算法来转换干涉模式以实时产生图像，由此来得到不同深度的组织微结构信息。OCT可以区分正常鳞状黏膜、巴雷特食管黏膜和胃黏膜。体积激光显微内镜（VLE）是一种新型气囊式OCT显像技术。通过该系统，可在内镜下将中间是气囊的探头放在导引线上来将导管的光学显像部分放在食管腔内，在气囊撑开时，会以环周螺旋状的方式扫描整个与气囊接触的食管黏膜部分。VLE可以在96 s内以接近显微镜的分辨率显示出6 cm周径范围、3 mm深的食管壁结构[19-20]（图2-2）。

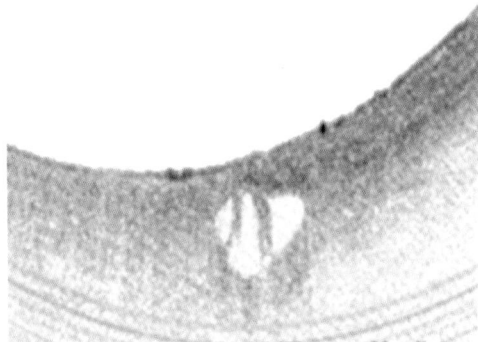

图2-2　显示黏膜内大分支状巴雷特腺体的食管体积激光扫描

其他本文没有讨论的新型显像方法还包括荧光内镜、自发荧光成像和三峰成像[21-22]。

（五）内镜下黏膜切除术

1. 背景

内镜下黏膜切除术（EMR）是一种用于切除胃肠道表浅的良性或早期恶性病灶的微创内镜技术。与射频消融相比，EMR和内镜黏膜下剥离术（ESD）优势在于可以提供足够组织进行组织学分期[16]。

EMR的基本技术是用内镜钳圈套（烧灼/不烧灼）病灶后切除。由于大部分早期食管癌病灶是平坦型的，合适地抓取病灶到圈套器内是具有一定难度的，于是发展出了一些辅助技术来处理平坦型病灶，包括双通道内镜、黏膜下注射、透明帽和套扎器辅助EMR。

EMR在没有高危因素（黏膜下浸润、低分化肿瘤或存在淋巴血管浸润证据）的巴雷特食管患者中的完全根治率为98.8%。在有高危因素的患者中，所报道根治率的为80.6%，肿瘤和高分化不典型增生的复发率为1.4%[17]。在欧洲，通过结合EMR和后续至少6周后的环周射频消融，巴雷特食管相关的肿瘤和肠化生的持续缓解率达到了90%[23]。而对于亚洲的鳞状细胞癌来说，一项Meta分析报道，其整块切除率为49.3%，缓解率为11.5%[17]。

EMR可以成功根治91%~98%的T1a肿瘤[24-25]，而且是一项相对安全的技术，其并发症包括出血（10%）[24,26]、穿孔（3%）[24,26]和狭窄形成。狭窄形成的风险与病灶的大小和范围相关，风险可达到37%。内镜下扩张可以成功处理大部分狭窄情况[27]。

对于巴雷特食管的结节状病灶，EMR是首选的技术[25]。有报道在分化不良巴雷特食管中结合应用EMR和射频消融有良好疗效。Desai等[28]最近发表的一项Meta分析中，比较了巴雷特食管相关高分化不典型增生和/或黏膜内肿瘤的患者中应用标准EMR治疗和EMR联合射频消融治疗，结果显示两种技术根治率相同，但标准EMR治疗的出血、穿孔和狭窄形成的发生率比EMR联合射频消融更高。

2. 进行EMR的技术

（1）注射辅助EMR

在注射辅助EMR技术中，向病灶下的黏膜下空间注射溶液可以产生一个安全隆起。病灶随之被上抬来进行圈套切除。病灶下的水隆起有助于圈套抓取，还能减少对于深层结构的机械和烧灼损伤。0.9%氯化钠注射液通过细针经内镜通道在黏膜下进行注射。0.9%氯化钠注射液常用于黏膜下注射，但注射后形成的隆起空间常在几分钟内就会消失，包括透明质酸（HA）、羟丙甲纤维素（HPMC）、琥珀酰明胶、甘油和纤维蛋白原溶液在内的多种成分被加入来增加隆起形成的时间[29-31]。目前尚没有被美国食品药品管理局专门认可的黏膜下注射溶液。但是，在日本0.4%透明质酸溶液（MucoUp；Johnson & John- son，Tokyo，Japan)被认可有黏膜抬起的持续效果，可以减少注射的量[30]。稀释的肾上腺素（1:100 000~1:200 000）是另一种加入黏膜下注射溶液的成分，其潜在优点在于减少出血和通过减少血流量来滞后液体吸收，使黏膜下隆起持续形成。经过染色容易发现操作过程中的固有肌层损伤和穿孔。黏膜下注射的量取决于病灶的大小和溶液的类型。在整个切除的过程中可能需要重复注射。

（2）套扎器辅助EMR

套扎器辅助EMR（ligation-assisted EMR，EMR-L）是用一种套扎带装置来切除靶病灶。用一穿过通道的释放线将套扎带装置连接到内镜末端，接着将装有套扎器的内镜推向靶病灶，在套扎器的帽带置于靶病灶之上后，通过抽吸将病灶收入帽中，然后释放套扎带来套扎病灶，形成假性息肉结构。可在抽吸前进行黏膜下注射来便于形成假性息肉。一旦套扎后，可以在套扎带上下运用电烙圈套器切除靶病灶。对于较大的病灶，这一过程可以被反复运用直到完成完全切除。多带黏膜切除术（multiband mucosectomy，MBM）是一种在不用黏膜下抬起的情况下应用改良静脉曲张套扎带的装置。单用Dutte多带黏膜切除套件（Cook Medical，Winston Salem，NC，USA）是一种用于MBM的套扎装置，包括有6条橡皮带的透明帽（内径9 mm）、释放线连接到特制释放手柄和可被重复用于多次切除的7-Fr六边形瓣状息肉切除圈套器（图2-3）。虽然两者都高效安全，但MBM较透明帽辅助EMR更快捷、便宜[32]。在最近的数据中，

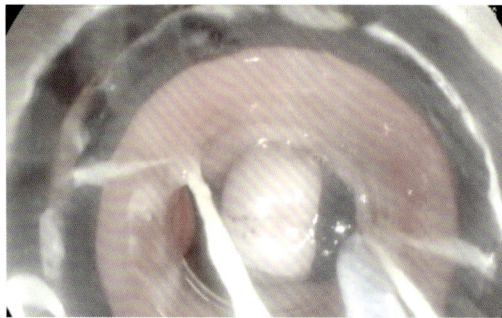

图2-3　多带黏膜切除（MBM）装置

MBM的完整切除率为92.3%，急性出血并发症发生率为7.6%。该研究中，MBM的迟发性出血和狭窄并发症发生率都为1.9%[33]。一项对于早期食管鳞状细胞癌MBM治疗后的长期随访报道局部复发率为2.4%[34]。

（3）透明帽辅助EMR

在透明帽辅助EMR（cap-assisted EMR，EMR-C）时，首先将一透明帽连到内镜末端，然后打开一个专门设计的新月形电烙圈套器，并将其置于透明帽末端的圈内突起上。在被置于靶病灶上后，尝试将病灶吸到透明帽内，一旦病灶被完全缩进透明帽内，关闭电烙圈套器，抓住切除病灶。经常需要黏膜下注射来便于抽吸和形成隆起。透明帽是软或硬干净塑料圆柱形，可以用扁平环形（直的）或椭圆（斜的）形的尖端。像套扎器辅助EMR一样，由于透明帽的直径为12.9~18 mm，更大的病灶只能一片片切除，这可能增加肿瘤残存和潜在转移的风险。Conio等[35]报道环周透明帽辅助EMR对于巴雷特食管肿瘤和化生的完全根治率为91%，中位随访时间为18.4个月。这种方法的狭窄率高达40%，可以通过经内镜扩张加覆膜支架治疗。

（六）内镜黏膜下剥离术

1. 背景

内镜黏膜下剥离术（ESD）首次于1988年由日本内镜医生提出用于表浅胃癌的治疗和活检[36]。在随后的几十年里发展出了多种针刀，ESD也发展成了一种可以对巨大消化道黏膜和黏膜下病灶进行整块切除的先进内镜技术。在最近的一项关于ESD用于胃食管结合部病灶的系统回顾和Meta分析中，其整块切除率和完全切除率分别达到了98.6%和87.0%。在达到根治性切除的情况下，没有发生局部复发和远处转移[37]。

一般来说，ESD用于食管癌的适应证较胃癌更严格，ESD只考虑在没有淋巴血管浸润的患者中应用。淋巴血管浸润主要取决于肿瘤的深度，这可以通过观察鳞状细胞癌的大体类型、放大窄带成像内镜和高频探头EUS进行治疗前评估。虽然在病理学分析前还不知道浸润的实际深度，ESD有助于提供整块切除的标本，这样更容易发现非根治性切除的情况，作为进一步肿瘤手术治疗的参考[37]。

日本食管癌协会提出食管ESD的绝对适应证是累及食管上皮层和<2/3固有层的黏膜内肿瘤，而相对适应证是累及黏膜肌层或浸润黏膜下层深度<200 μm[38]。在西方国家，大部分早期食管癌是来源于巴雷特食管的腺癌。其合理的ESD适应证是高分化不典型增生或黏膜内腺癌。目前的指南没有在肿瘤长度方面对ESD设置限制[38]。

这一推荐是基于T1a食管腺癌淋巴结转移率为0%~2.6%[39]。相比之下，T1b SM1肿瘤（肿瘤侵犯黏膜下层上1/3）的淋巴结转移率为0%~33%，而在T1b SM2-3肿瘤（肿瘤侵犯黏膜下层中下1/3）高达60%[40]。考虑到T1b SM2-3肿瘤淋巴结转移的高风险，应该用手术处理这些病灶。对于>15 mm，病灶隆起较差的病灶，ESD优于EMR，如果疑有黏膜下浸润，ESD能够更好地评估浸润深度[41]。

2. 食管ESD的技术步骤

ESD是通过标准、单配件通道内镜进行的，用二氧化碳充气。需要的特殊器械包括透明帽、黏膜下注射针及溶液、ESD刀、电凝装置及内镜夹。典型的ESD是以循序渐进的方式完成，包括标记病灶、切开和黏膜下剥离并同时止血。

3. 标记病灶

对于食管肿瘤边界的完全区分识别很重要。使用多种染料的色素内镜检查或带放大的NBI常被用来进行治疗前评估。一旦病灶的边缘被完全显示，可以用氩离子电凝（APC）刀或用软电凝的ESD刀在距病灶边缘至少5 mm的地方，打点标记要切除的边界，这样在环状切开时，特别是在黏膜下注射使得病灶形态扭曲时容易识别标记出的切除边界。

4. 生成黏膜下液体隆起

标记切除边界，经内镜通道用注射针在黏膜下注入液体产生隆起。生理盐水是可用来注射的安全经济的溶液，但是不能产生长时间持续的隆起。高渗盐溶液和葡萄糖可能会造成局部组织损伤[42]。0.4%透明质酸钠在亚洲治疗专业中心被广泛使用。而在亚洲之外的国家，0.4%羟丙甲纤维素被广泛接受，也相对便宜。各种染料中，典型的就是靛洋红，可以被加入到溶液中以帮助区分组织平面。而加入肾上腺素还稍有争议，其好处是可以帮助减少操作中的出血，但据报道有增加胃缺血和心肌梗死的风险[43-44]。最近，新型具有自动剥离特性的黏膜下注射溶液正在评估中[45-46]。

5. 环状切开

环状切开沿着病灶周围标记点进行，在标记点间连接切口形成一个将病灶从正常黏膜中分离的环（图2-4）。为完整切除，推荐在标记点外开始环状切

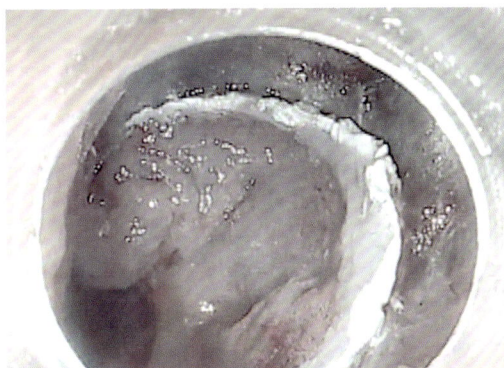

图2-4　食管黏膜病灶环状切开

开。现有多种专门设计的商用ESD刀，比如双极刀、IT刀、IT纳米刀、钩形刀和皮瓣刀[47]。大部分ESD刀可用于ESD过程中的好几步，对于这些刀的使用取决于操作者的个人经验和偏好。

6. 在病灶下剥离黏膜下层

黏膜下层剥离术是富有挑战且耗时的手术式。通过ESD刀在黏膜下空间从固有肌层剥去或削去整个病灶。在这个过程中，需交替运用黏膜下注射针和ESD刀来抬起病灶和剥离黏膜下组织。Hybrid Knife是一种专门设计来满足这两种需求的ESD刀，在其5 mm切刀的核心有一细微的毛细管，在连有脚踏和计算机控制喷射灌洗单位（ERBEJET 2系统；ERBE USA）的情况下起到120 mm的水喷头的作用。有了Hybrid Knife系统，操作者可以不用更换设备就完成黏膜下注射和剥离。微小喷水嘴可以用适当的压力将水注入黏膜层和黏膜下层以抬起病灶、产生隆起，而不用针刺标记。

小血管的渗血可以直接用电灼器（ESU）的ESD刀电凝处理。对于更明显的出血，可以用止血钳或电凝钳止血。几种新的ESU提供了多种预设置功能便于ESD安全有效进行。其中最常用的一种是ERBE VIO300D，其具有提供<190 Vp连续电流的SOFT COAG模式。SOFT COAG模式对于用止血钳（比如Coagrasper）进行的血管电凝非常有用。诸如DRY CUT和ENDOCUT的其他模式也可以用不同的工作周期和电灼波形进行不同的电切和电凝。推荐用止血钳进行预防性电凝来处理剥离过程中较大的非出血黏膜下血管，以减少操作过程中的出血（图2-5）。

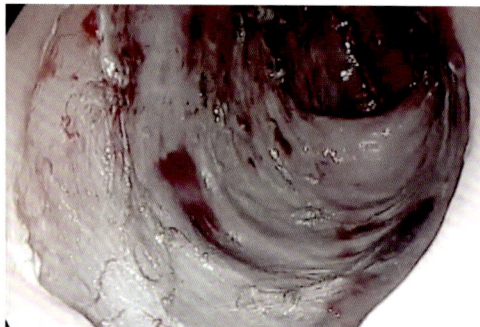

图2-5　ESD切除后的基底

7. 对于ESD操作后溃疡的治疗

在切开后，可以用手术钳、透明帽或篮将病灶切除进行组织学评估，这样就在固有肌层人为形成了溃疡灶。检查溃疡基底微穿孔或暴露的血管很重要，通常在检查时用钛夹夹闭穿孔及可能出血的血管。经内镜用导管或注射针将例如硫糖铝的液体抗酸剂喷洒在溃疡的表面来促进愈合。推荐在治疗后的最初几天静脉应用质子泵抑制剂（PPI），再口服PPI几周作为ESD后溃疡的标准治疗。

8. 标本处理和组织学评估

标本的恰当处理对于提供准确的诊断很重要。包括保持标本恰当的方向、精细的肉眼检查、准确的病灶标记和合适的形态学诊断却是需要关注的因素。标本需要在外围用不锈钢针固定在平板上，然后马上浸入甲醛中来保持组织的大小、形状和方向。可始终按顺序完整用鲁氏液染色来肉眼观察病灶。在甲醛中浸泡过夜后，标本按病灶位置和最近缘两个维度测量。接着标本以平行于口/肛平面的方向或与所关注的边缘适应的方向切成2~3 mm（最好2.5 mm但不小于2 mm）。推荐在切片前记录一副标有注释和标尺的图，方向的保持对于后续的切片、组织学分析和报告都很重要。标本提交以进行组织学评估，要仔细评估和报告组织学类型、病灶大小、浸润深度、相关状况（溃疡/瘢痕）、淋巴血管/静脉浸润和切缘状态（横切和纵切），这些与预后及后续治疗密切相关。

9. ESD的结果

Isomoto[48]等报道食管鳞状细胞癌和食管腺癌的ESD整块切除率分别为90%~100%和97%~100%，鳞状细胞癌和腺癌的根治性切除率分别为88%~99.1%

和79%~97%。Probst等[49]研究了24例食管鳞状细胞癌和87例食管腺癌患者行ESD后的结果，鳞状细胞癌和腺癌的整块切除率分别为100%和95.4%。鳞状细胞癌和腺癌的R0切除率分别为91.7%和83.9%。R0切除率在≤M3的巴雷特食管病灶比>M3的病灶更高（90% vs 70.4%）。鳞状细胞癌和腺癌的根治性切除率分别为45.8%和72.4%。只在腺癌中观察到了2.4%的局部复发。

在最近一项亚洲人群ESD和EMR的Meta分析中，ESD较EMR根治率显著更高、局部复发率更低，尤其是<2 cm的病灶。但是，ESD组较EMR组手术时间和穿孔率显著提高。两组出血和狭窄的风险相同[17]。

食管内镜下切除的并发症包括疼痛、操作中和延迟性出血、狭窄、穿孔及后续可能发生的气胸、血气胸和纵隔积气。ESD操作过程中最常见的并发症是出血。最近的一项综述报道了ESD后穿孔和出血并发症的发生率分别在2.6%~10%和0.7%~5.2%[48]。

大部分穿孔可在操作时被发现，通过夹子夹闭来处理。食管ESD后溃疡引起的迟发性穿孔少见，但可导致诸如纵隔气肿或纵隔炎，甚至危及生命[50]。早期发现和后续手术处理是必要的。少量皮下气肿可能是由从食管肌纤维逃逸的空气造成的，可以保守处理。高度推荐在食管ESD充气时用CO_2。超过镜头夹（OTSC）系统（Ovesco，Germany）可以越过镜头进行，这样相比常规的夹子能更好地抓持组织[51]。

狭窄也是ESD后的常见并发症。由于食管的管状结构，相比消化道的其他区域其狭窄并发症的发生率最高。ESD后食管狭窄的定义为食管ESD操作后引起的标准内镜不能通过的狭窄。环周和切除区域的长度是主要的危险因素。食管狭窄常发生在ESD切除超过3/4周食管的患者。可以应用多区域内镜下球囊扩张（EBD），局部注射激素（氟羟氢化泼尼松、倍他米松），植入临时食管支架，系统应用激素（氢化泼尼松）和系统应用N-乙酰半胱氨酸在内的多种处理来预防和处理ESD后的狭窄。一些新手段正在动物模型上进行探索，比如内镜下注射自体同源的口腔黏膜上皮细胞或脂肪组织来源的间质细胞，以及内镜下移植组织工程自体同源口腔黏膜上皮细胞层。

我们一般推荐在行ESD或EMR 3个月后行内镜监测。尽管EMR和ESD对早期食管腺癌可以达到完全切除，但单用ESD或EMR难以彻底根除周围的巴雷特食管。推荐在ESD或EMR后对残留的巴雷特食管组织行射频消融来降低肿瘤复发的风险[52]。

三、结论

早期食管肿瘤的内镜下切除是安全可行的，EMR和ESD可作为早期食管肿瘤的处理方法。ESD需要技术经验，但相比EMR其整块切除率、R0切除率和根治性切除率更高，此外复发率也更低。充分的训练对于确保安全和高质量的切除很重要。

声明

本文作者宣称无任何利益冲突。

参考文献

[1] Das A，Singh V，Fleischer DE，et al. A comparison of endoscopic treatment and surgery in early esophageal cancer: an analysis of surveillance epidemiology and end results data[J]. Am J Gastroenterol，2008，103: 1340-1345.

[2] Kruszewski WJ. Endoscopic methods in the treatment of early-stage esophageal cancer[J]. Wideochir Inne Tech Maloinwazyjne，2014，9: 125-130.

[3] ASGE Standards of Practice Committee，Evans JA，Early DS，et al. The role of endoscopy in the assessment and treatment of esophageal cancer[J]. Gastrointest Endosc，2013，77: 328-334.

[4] Zargar SA，Khuroo MS，Jan GM，et al. Prospective comparison of the value of brushings before and after biopsy in the endoscopic diagnosis of gastroesophageal malignancy[J]. Acta Cytol，1991，35: 549-552.

[5] Canto MI. Staining in gastrointestinal endoscopy: the basics[J]. Endoscopy，1999，31: 479-486.

[6] Ragunath K，Krasner N，Raman VS，et al. A randomized，prospective cross-over trial comparing methylene blue-directed biopsy and conventional random biopsy for detecting intestinal metaplasia and dysplasia in Barrett's esophagus[J]. Endoscopy，2003，35: 998-1003.

[7] Mochizuki Y，Saito Y，Kobori A，et al. Magnified endoscopy combined with narrow band imaging of minimal superficial esophageal neoplasia-indicators to differentiate intraepithelial neoplasias[J]. J Gas-trointest Cancer，2012，43: 599-606.

[8] Wiersema MJ，Vilmann P，Giovannini M，et al. Endosonography-guided fine-needle aspiration biopsy: diagnostic accuracy and complication assessment[J]. Gastroenterology，1997，112: 1087-1095.

[9] Puli SR，Reddy JB，Bechtold ML，et al. Staging accuracy of esophageal cancer by endoscopic ultrasound: a meta-analysis and systematic review[J]. World J Gastroenterol，2008，14: 1479-1490.

[10] Yoshinaga S，Oda I，Nonaka S，et al. Endoscopic ultrasound using ultrasound probes for the diagnosis of early esophageal and gastric cancers[J]. World J Gastrointest Endosc，2012，4: 218-226.

[11] Thomas T，Gilbert D，Kaye PV，et al. High-resolution endoscopy and endoscopic ultrasound for eval-uation of early neoplasia in Barrett's esophagus[J]. Surg Endosc，2010，24: 1110-1116.

[12] Bergeron EJ，Lin J，Chang AC，et al. Endoscopic ultrasound is inadequate to determine which T1/T2 esophageal tumors are candidates for endoluminal therapies[J]. J Thorac Cardiovasc

Surg，2014，147：765-771：Discussion 771-773.

[13] Bhutani MS，Hawes RH，Hoffman BJ. A comparison of the accuracy of echo features during endoscopic ultrasound (EUS) and EUS-guided fine-needle aspiration for diagnosis of malignant lymph node inva-sion[J]. Gastrointest Endosc，1997，45：474-479.

[14] Eloubeidi MA，Wallace MB，Reed CE，et al. The utility of EUS and EUS-guided fine needle aspiration in detecting celiac lymph node metastasis in patients with esophageal cancer：a single-center experience[J]. Gastrointest Endosc，2001，54：714-719.

[15] Cerfolio RJ，Bryant AS，Ohja B，et al. The accuracy of endoscopic ultrasonography with fine-needle aspiration，integrated positron emission tomography with computed tomography，and computed to-mography in restaging patients with esophageal cancer after neoadjuvant chemoradiotherapy[J]. J Thorac Cardiovasc Surg，2005，129：1232-1241.

[16] Moss A，Bourke MJ，Hourigan LF，et al. Endoscopic resection for Barrett's high-grade dysplasia and early esophageal adenocarcinoma：an essential staging procedure with long-term therapeutic benefit[J]. Am J Gastroenterol，2010，105：1276-1283.

[17] Guo HM，Zhang XQ，Chen M，et al. Endoscopic submucosal dissection *vs* endoscopic mucosal resection for superficial esophageal cancer[J]. World J Gastroenterol，2014，20：5540-5547.

[18] Xiong YQ，Ma SJ，Zhou JH，et al. A meta-analysis of confocal laser endomicroscopy for the detection of neoplasia in patients with Barrett's esophagus[J]. J Gastroenterol Hepatol，2016，31：1102-1110.

[19] Swager A，Boerwinkel DF，de Bruin DM，et al. Volumetric laser endomicroscopy in Barrett's esophagus：a feasibility study on histological correlation[J]. Dis Esophagus，2016，29：505-512.

[20] Lightdale CJ. Optical coherence tomography in Barrett's esophagus[J]. Gastrointest Endosc Clin N Am，2013，23：549-563.

[21] Boerwinkel DF，Di Pietro M，Liu X，et al. Endoscopic TriModal imaging and biomarkers for neoplasia conjoined：a feasibility study in Barrett's esophagus[J]. Dis Esophagus，2014，27：435-443.

[22] Sturm MB，Wang TD. Emerging optical methods for surveillance of Barrett's oesophagus[J]. Gut，2015，64：1816-1823.

[23] Phoa KN，Pouw RE，van Vilsteren FG，et al. Remission of Barrett's esophagus with early neoplasia 5 years after radiofrequency ablation with endoscopic resection：a Netherlands cohort study[J]. Gastroen-terology，2013，145：96-104.

[24] Pech O，Behrens A，May A，et al. Long-term results and risk factor analysis for recurrence after curative endoscopic therapy in 349 patients with high-grade intraepithelial neoplasia and mucosal adenocarci-noma in Barrett's oesophagus[J]. Gut，2008，57：1200-1206.

[25] Ell C，May A，Pech O，et al. Curative endoscopic resection of early esophageal adenocarcinomas (Bar-rett's cancer)[J]. Gastrointest Endosc，2007，65：3-10.

[26] Pouw RE，van Vilsteren FG，Peters FP，et al. Randomized trial on endoscopic resection-cap versus multiband mucosectomy for piecemeal endoscopic resection of early Barrett's neoplasia[J]. Gastrointest Endosc，2011，74：35-43.

[27] Chennat J，Konda VJ，Ross AS，et al. Complete Barrett's eradication endoscopic mucosal

resection: an effective treatment modality for high-grade dysplasia and intramucosal carcinoma-
-an American sin-gle-center experience[J]. Am J Gastroenterol, 2009, 104: 2684-2692.

[28] Desai M, Saligram S, Gupta N, et al. Efficacy and safety outcomes of multimodal endoscopic eradication therapy in Barrett's esophagus-related neoplasia: a systematic review and pooled analysis[J]. Gastrointest Endosc, 2017, 85: 482-495.e4.

[29] Fujishiro M, Yahagi N, Kashimura K, et al. Comparison of various submucosal injection solutions for maintaining mucosal elevation during endoscopic mucosal resection[J]. Endoscopy, 2004, 36: 579-583.

[30] Yamamoto H, Yahagi N, Oyama T, et al. Usefulness and safety of 0.4% sodium hyaluronate solution as a submucosal fluid "cushion" in endoscopic resection for gastric neoplasms: a prospective multicenter trial[J]. Gastrointest Endosc, 2008, 67: 830-839.

[31] Arantes V, Albuquerque W, Benfica E, et al. Submucosal injection of 0.4% hydroxypropyl methylcellu-lose facilitates endoscopic mucosal resection of early gastrointestinal tumors[J]. J Clin Gastroenterol, 2010, 44: 615-619.

[32] Zhang YM, Boerwinkel DF, Qin X, et al. A randomized trial comparing multiband mucosectomy and cap-assisted endoscopic resection for endoscopic piecemeal resection of early squamous neoplasia of the esophagus[J]. Endoscopy, 2016, 48: 330-338.

[33] Jin XF, Sun QY, Chai TH, et al. Clinical value of multiband mucosectomy for the treatment of squamous intraepithelial neoplasia of the esophagus[J]. J Gastroenterol Hepatol, 2013, 28: 650-655.

[34] Wang Z, Lu H, Wu L, et al. Long-term outcomes of endoscopic multiband mucosectomy for early esophageal squamous cell neoplasia: a retrospective, single-center study[J]. Gastrointest Endosc, 2016, 84: 893-899.

[35] Conio M, Fisher DA, Blanchi S, et al. One-step circumferential endoscopic mucosal cap resection of Barrett's esophagus with early neoplasia[J]. Clin Res Hepatol Gastroenterol, 2014, 38: 81-91.

[36] Hirao M, Masuda K, Asanuma T, et al. Endoscopic resection of early gastric cancer and other tumors with local injection of hypertonic saline-epinephrine[J]. Gastrointest Endosc, 1988, 34: 264-269.

[37] Park CH, Kim EH, Kim HY, et al. Clinical outcomes of endoscopic submucosal dissection for early stage esophagogastric junction cancer: a systematic review and meta-analysis[J]. Dig Liver Dis, 2015, 47: 37-44.

[38] Ono S, Fujishiro M, Koike K. Endoscopic submucosal dissection for superficial esophageal neoplasms[J]. World J Gastrointest Endosc, 2012, 4: 162-166.

[39] Bhatt A, Abe S, Kumaravel A, et al. Indications and Techniques for Endoscopic Submucosal Dissection[J]. Am J Gastroenterol, 2015, 110: 784-791.

[40] Ancona E, Rampado S, Cassaro M, et al. Prediction of lymph node status in superficial esophageal car-cinoma[J]. Ann Surg Oncol, 2008, 15: 3278-3288.

[41] Pimentel-Nunes P, Dinis-Ribeiro M, Ponchon T, et al. Endoscopic submucosal dissection: European Society of Gastrointestinal Endoscopy (ESGE) Guideline[J]. Endoscopy, 2015, 47: 829-854.

[42] Fujishiro M, Yahagi N, Kashimura K, et al. Tissue damage of different submucosal injection

solutions for EMR[J]. Gastrointest Endosc,2005,62:933-942.

[43] Probst A, Maerkl B, Bittinger M, et al. Gastric ischemia following endoscopic submucosal dissection of early gastric cancer[J]. Gastric Cancer,2010,13:58-61.

[44] Kim HH, Park MI, Park SJ, et al. Myocardial infarction thought to be provoked by local epinephrine injection during endoscopic submucosal dissection[J]. J Clin Med Res,2011,3:143-146.

[45] Sumiyama K, Toyoizumi H, Ohya TR, et al. A double-blind, block-randomized, placebo-controlled trial to identify the chemical assistance effect of mesna submucosal injection for gastric endoscopic sub-mucosal dissection[J]. Gastrointest Endosc,2014,79:756-764.

[46] Khashab MA, Saxena P, Sharaiha RZ, et al. A novel submucosal gel permits simple and efficient gastric endoscopic submucosal dissection[J]. Gastroenterology,2013,144:505-507.

[47] Inoue H, Minami H, Kobayashi Y, et al. Peroral endoscopic myotomy (POEM) for esophageal achalasia[J]. Endoscopy,2010,42:265-271.

[48] Isomoto H, Yamaguchi N, Minami H, et al. Management of complications associated with endoscopic submucosal dissection/ endoscopic mucosal resection for esophageal cancer[J]. Dig Endosc,2013,25 Suppl 1:29-38.

[49] Probst A, Aust D, Markl B, et al. Early esophageal cancer in Europe: endoscopic treatment by endoscopic submucosal dissection[J]. Endoscopy,2015,47:113-121.

[50] Hanaoka N, Uedo N, Ishihara R, et al. Clinical features and outcomes of delayed perforation after endoscopic submucosal dissection for early gastric cancer[J]. Endoscopy,2010,42:1112-1115.

[51] Nishiyama N, Mori H, Kobara H, et al. Efficacy and safety of over-the-scope clip: including complica-tions after endoscopic submucosal dissection[J]. World J Gastroenterol,2013,19:2752-2760.

[52] Neuhaus H, Terheggen G, Rutz EM, et al. Endoscopic submucosal dissection plus radiofrequency ablation of neoplastic Barrett's esophagus[J]. Endoscopy,2012,44:1105-1113.

译者：陈晓桑，复旦大学附属中山医院
审校：王文凭，四川大学华西医院
　　　李畅，苏州大学附属第一医院
　　　赵军，苏州大学附属第一医院

Cite this article as: Ning B, Abdelfatah MM, Othman MO. Endoscopic submucosal dissection and endoscopic mucosal resection for early stage esophageal cancer. Ann Cardiothorac Surg 2017;6(2):88-98. doi: 10.21037/acs.2017.03.15

第三章　食管癌与巴雷特食管病理学

Shilpa Jain*, Sadhna Dhingra*

Department of Pathology and Immunology, Baylor College of Medicine, Houston, TX 77030, USA
*These authors contributed equally to this work.
Correspondence to: Sadhna Dhingra, MD. Assistant Professor, Department of Pathology and Immunology, Baylor College of Medicine, Y144, Baylor St. Luke's Medical Center, 6720, Bertner Avenue, Houston, TX 77030, USA. Email: sadhna.dhingra@bcm.edu.

摘要：食管癌是一种病死率高的恶性肿瘤，常见的两种病理类型是鳞状细胞癌和腺癌。两种类型在病因、种族分布、发病机制和所在食管部位等方面存在差异，两种类型的癌前病变也不同。鳞状细胞癌在东亚地区较常见，与吸烟和烟草使用有关，多累及食管中段，癌前病变为鳞状上皮异型增生。腺癌在美国和某些欧洲国家较为常见，与肥胖和胃食管反流病（GERD）相关，多累及食管远端，其癌前病变为巴雷特食管。内镜监测和活检评估是管理高危人群的标准方法。对早期食管癌进行内镜消融治疗的并发症发生率低于常规手术治疗。尽管识别高危人群并进行内镜监测的意识提高了，但仍有很大一部分患者发现时就是进展期。手术和放化疗，不管是新辅助治疗还是辅助治疗，都是进展期可切除食管癌患者的常用治疗方法。预后和进一步治疗很大程度上取决于美国癌症联合委员会（AJCC）和国际抗癌联盟（UICC）的病理肿瘤-淋巴结-转移（TNM）分期。目前，第7版的TNM分期已应用于预后的判断，该版分期更注重于对病理的评估。第8版的AJCC/UICC TNM分期已经推出并在2018年应用于临床。

关键词：食管；鳞状细胞癌；腺癌；巴雷特食管；癌

View this article at: http://dx.doi.org/10.21037/acs.2017.03.06

一、引言

原发性食管癌占食管恶性肿瘤的95%以上。其他恶性肿瘤，如淋巴瘤、肉瘤或转移癌在食管罕见。食管癌在美国占所有新发癌症病例的1%[1]。这是一种死亡率高的侵袭性肿瘤，平均5年生存率18.4%[1]。在世界范围内，食管癌是发病率第8、死亡率第6的恶性肿瘤[2]。食管癌好发于老年人，发病高峰年龄为50~60岁。组织学上，原发性食管癌有鳞状细胞癌和腺癌两种主要类型。这两种类型是不同的病，但在流行病学分布、危险因素、发病机制以及临床和预后等方面都有一定的重叠。食管鳞状细胞癌（esophageal squamous cell carcinoma，ESCC）是全球最常见的食管癌，在东亚地区发病率最高。在过去的几十年中，美国、澳大利亚和欧洲某些地区的食管癌流行病学特点发生了变化。20世纪70年代，ESCC还是美国和西欧最常见的类型。近几十年中，西方国家的ESCC发病率下降，食管腺癌（EAC）发病率上升[3]。ESCC的减少可能是因为乙醇和烟草滥用减少了，而EAC的增加则与肥胖和胃食管反流的增加有关。在美国，ESCC更常见于非裔美国人和白人女性中，而EAC以男性为主，在白人男性中更常见[2]。本章将集中对ESCC、巴雷特食管和发生在巴雷特食管背景上的EAC的组织病理学相关内容进行综述。

二、食管鳞状细胞癌

ESCC常发生于食管中段，其次是下段，食管上段不常见。在临床上，ESCC症状出现晚，常见的症状有吞咽困难和体重减轻，其次是食欲不振。ESCC是食管被覆的鳞状上皮在慢性刺激和炎症作用下发生癌前病变进一步发展而来的。吸烟、咀嚼烟草和饮酒是ESCC独立危险因素[4-5]。饮食因素，如饮食中水果和蔬菜摄入不足导致抗氧化剂水平低和维生素缺乏也与ESCC的发生有关[6]。人乳头状瘤病毒（human papilloma virus，HPV）在ESCC发生中的作用尚不明确[7]。某些遗传因素也在ESCC的发生中起作用。非表皮松解性掌跖角化病（胼胝症）是一种常染色体显性疾病，其特征为掌跖过度角化，与ESCC高发生率有关。这些患者位于17q25号染色体上的RHBDF2基因发生突变[胼胝症食管癌（TOC）基因][8]。食管失弛缓症是一种食管运动功能障碍性疾病，由于会引起慢性食物滞留和持续的炎症状态而导致发生ESCC，是ESCC的已知病因[9]。

三、癌前病变

早期研究表明，轻中度慢性食管炎与食管癌家族史和ESCC的其他危险因素有关[10]。之后的内镜监测、活检评估以及随诊到发生ESCC的系统性研究发现，食管炎是非特异性的，而ESCC唯一真正的癌前病变是鳞状上皮异型增生[11-12]。

异型增生是指基因改变导致细胞异常增殖，异常增殖的细胞局限在上皮层，具有侵袭和转移的倾向[13]。鳞状上皮异型增生通常是无症状的。内镜下异型增生的黏膜可表现为完全正常，或可表现为黏膜质脆、发红、糜烂、斑块和结节。使用鲁氏碘染色可以提高内镜检查的敏感性[14]。可以通过拉网脱落细胞学获得食管细胞以评估异型增生，对高危人群进行监测[15]。

鳞状上皮异型增生是一种局限于上皮层的病变，其特征是细胞形态和结构上的异常。细胞形态异常包括核增大、核深染、核多形性和核分裂象增多和/或病理性核分裂象。结构的变化包括极性消失和缺乏表面成熟。这些异常始于基底层，并根据异型细胞累及上皮层厚度的程度分级，通常将异型增生分为轻度（不超过1/3）、中度（不超过2/3）和重度（累及超过2/3）。2000年，WHO采用术语上皮内瘤变（intraepithelial neoplasia，IEN）取代异型增生，并将IEN按两级系统分为低级别或高级别上皮内瘤变。当异型细胞累及上皮厚度不超过1/2时，被定义为低级别上皮内瘤变（图3-1A）；当累及的厚度超过1/2时，则定义为高级别上皮内瘤变。在日本文献中，累及上皮全层的癌也被称为鳞状细胞原位癌或非浸润性鳞状细胞癌[13]（图3-1B）。在日本，异型细胞局限在基底细胞层的特殊类型的原位癌被称为基底层型鳞状细胞原位癌[13]。然而，根据西方标准，该类型病变将被诊断为低级别IEN。异型增生有可能延伸到食管黏膜下腺体和导管，并且可能向间质浸润[16]。异型增生的细胞也可能Paget样水平扩散[17]。异型增生和ESCC的多中心性支持了癌变区域效应的概念[18]。异型增生级别越高提示发生ESCC的风险越大[11-12,19]。

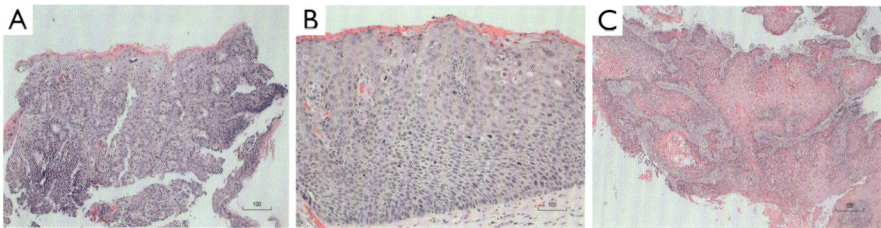

图3-1 鳞状上皮病变

（A）鳞状上皮低级别异型增生（苏木精、伊红染色×100）；（B）鳞状上皮高级别异型增生/原位癌（苏木精、伊红染色×200）；（C）浸润性鳞状细胞癌（苏木精、伊红染色×40）。

与异型增生形态相似容易混淆的病变包括食管炎继发的反应性/再生性改变，以及放疗或化疗引起的改变。反应性上皮显示表面成熟，缺乏核拥挤或病理性核分裂象。反应性细胞核增大，染色质细、空泡状，有小核仁。放射引起的改变包括胞浆嗜酸性、胞浆空泡、核浆比低以及反应性核变化。在不确定的情况下可以适当使用术语"不确定的异型增生"。

四、浸润性食管鳞状细胞癌

ESCC临床上表现为吞咽困难、体重减轻和胸骨后疼痛。内镜下ESCC可以呈息肉状、平坦或溃疡性。由于ESCC对食管壁层次的破坏，超声内镜检查（EUS）表现为低回声、边界较清楚的弥漫性食管壁增厚。

浸润性ESCC的定义是肿瘤性鳞状细胞浸润到黏膜固有层和更深层。组织学上，肿瘤可表现出不同程度的分化。高分化ESCC有角蛋白珠、单个细胞角化和细胞间桥（图3-1C）。低分化ESCC缺乏这些特征，根据浸润模式、邻近鳞状上皮黏膜存在IEN或原位癌，或借助免疫组化标志物如CK5/6或p63，从而确定其为鳞状上皮来源。中分化ESCC表现为介于高分化和低分化之间的特征。

基底细胞样鳞状细胞癌显示突出的基底细胞样特征，表现为基底细胞样细胞形态，核椭圆形深染，胞浆少，实性癌巢周边细胞呈栅栏状排列。最主要的鉴别诊断是腺样囊性癌，后者预后较好。

疣状癌是一种生长缓慢的外生性乳头状肿瘤，在形态上是分化非常好的鳞状细胞癌。这种癌给病理医生带来诊断挑战，因为它是癌细胞异型程度轻而且是异型性仅局限于基底层的乳头状肿瘤，很难与鳞状上皮乳头状瘤鉴别。这些肿瘤表现为宽的推挤性浸润前缘，但没有转移潜力。有些病例局部侵袭并形成瘘。

癌肉瘤是另一种组织学变形，有恶性的上皮和梭形细胞组成的双相形态，有时伴间叶分化。梭形细胞可以是温和的，也可以是核分裂象多见的多形性。间叶分化可以是软骨样、横纹肌样或骨样。免疫组织化学方面，梭形细胞成分呈细胞角蛋白和波形蛋白阳性。通常认为这些肿瘤的预后较好[20]，但是，最近来自意大利的研究显示与之相矛盾的结果[21]。

五、食管腺癌和巴雷特食管

（一）食管腺癌

食管腺癌（EAC）是一种发生在巴雷特食管的具有腺性分化的癌。EAC最重要的病因是胃食管反流的巴雷特食管。其他危险因素包括男性、白种人、吸烟和肥胖[22]。幽门螺杆菌感染与EAC呈负相关[23]。

（二）巴雷特食管

巴雷特食管的定义是食管远端的复层鳞状上皮被化生的柱状上皮取代，有发生腺癌的倾向[24]。其诊断包括内镜和病理评估。尽管在某些欧洲国家从内镜下可见的柱状上皮被覆的食管处取的活检标本检出非杯状细胞的小凹上皮足以诊断巴雷特食管[25]，但在美国需要有肠型杯状细胞（肠上皮化生）才能作出巴雷特食管诊断[26]。无肠上皮化生（IM）的巴雷特食管癌变的风险较低[27]。英国胃肠病学会（BSG）和美国胃肠病协会（AGA）/美国胃肠病学家学会（ACG）均提出了巴雷特食管的诊断和管理指南，并且不断更新。根据ACG的最新推荐，当在胃镜下发现胃食管交界处近端的鲑鱼色黏膜扩散≥1 cm，并在活检评估中存在IM时，应诊断为巴雷特食管[28]。目前，AGA推荐对有慢性胃食管反流症状和多种危险因素（即50岁或以上、白种人、男性、肥胖、吸烟史、有巴雷特食管或EAC家族史）的患者进行巴雷特食管筛查[24]。

1. 巴雷特食管诊断中的问题

内镜下识别食管远端鲑鱼色黏膜需要知道识别胃食管交界部（gastro-esophageal junction，GEJ）的标志。这些标志包括食管栅栏状排列的血管的远端和胃皱襞的近端[29]。如果存在食管裂孔疝或严重的反流性食管炎，这些特征可能会被掩盖。ACG指南推荐巴雷特食管需要充分活检，每2 cm至少取4块活检标本[24]。根据柱状上皮被覆食管的长度，巴雷特食管可以是短节段（1~3 cm）及长节段（>3 cm）。肠上皮化生的检出率随着异常柱状上皮长度的增加而逐渐增加，在1~2 cm组中为70.4%，在3~4 cm组中为89.5%，≥5 cm组中为100%[30]。活检标本的数量很重要，因为在短节段巴雷特食管初始活检评估时肠上皮化生可能会被漏掉。在这种情况下，推荐重复进行内镜检查和活检[31]。由于明确巴雷特食管诊断需要在内镜下识别出长度超过1 cm的柱状上皮被覆食管，因此推荐病理医生在不知道内镜所见的情况下，对从GEJ或食管远端取的活检做描述性诊断。他们应该描述是否存在肠上皮化生。如果存在肠上皮化生，还需做注释进一步描述此特征"如果活检取自具有相应内镜特征的管状食管，则活检中观察到的IM可能代表巴雷特食管"[29]。这是因为GEJ或胃贲门的肠上皮化生与癌症风险增加无关。某些组织学特征如食管腺体/导管的存在、多层上皮和被覆盖的巴雷特食管（巴雷特食管黏膜在完整的鳞状上皮下）提示活检组织来源于食管[32]。

假杯状细胞是常见的与巴雷特食管的真杯状细胞类似的细胞。肠上皮化生由散布在小凹上皮中的单个的真杯状细胞组成。这些细胞含有酸性黏蛋白（含糖蛋白），在常规苏木精和伊红染色时呈灰蓝色，在pH2.5时阿尔辛蓝染色呈深蓝色。相比之下，胃非杯状细胞黏膜在PAS染色中呈品红色/红色。假杯状细胞通常见于贲门黏膜。这些表面黏液细胞也是杯状的，与真正的杯状细胞相比，它们更倾向于聚集在一起。诊断真杯状细胞以及鉴别假杯状细胞，病理医生间的一致性非常差[33]。与真杯状细胞相比，假杯状细胞在PAS/pH2.5阿尔辛蓝染色中颜色为深品红色。某些情况下可能出现深蓝色，类似于真杯状细胞。柱状蓝色细胞的存在是这种组织化学染色的诊断陷阱。柱状蓝色细胞是没有特征性的杯状的黏蛋白滴的黏液柱状细胞，而特征性的杯状的黏蛋白滴在PAS/pH2.5阿尔辛蓝染色中呈现蓝色。

多层上皮（multilayered epithelium，MLE）被认为是巴雷特食管的前驱病变[32,34]。它是由4~8层位于基底的鳞状细胞和相关的位于表层的与杯状细胞类似的柱状黏液上皮组成。Glickman等在2009年的研究显示，胃食管反流和巴雷特食管患者的MLE在免疫表型上相似，都表达CDX2和MUC2，从而表明MLE代表了柱状上皮化生的早期/过渡形式。

肠上皮化生起源于食管还是胃贲门尚未明确。多项研究进行了一系列的免疫组化染色，例如CK7、CK20、MUC1、MUC2、MUC6、Hep Par1、MUC5AC和DAS1，以鉴别巴雷特食管和伴肠上皮化生的贲门黏膜[35-37]，但所有研究都发现巴雷特食管和伴肠上皮化生的贲门黏膜存在相似的免疫表型表达模式。

2. 巴雷特食管的异型增生

病理医生评估活检组织的异型增生情况，在巴雷特食管监测中起着重要作用。异型增生定义为局限于上皮层的细胞和结构异型的肿瘤上皮。评估的特征包括表面成熟、腺体结构、细胞异型性和是否存在炎症/糜烂。根据专家共识，有关巴雷特食管的异型增生可分为4类，即无异型增生、不确定的异型增生、低级别异型增生和高级别异型增生[38]。

无异型增生：巴雷特食管黏膜细胞保持表面成熟，其特征是在腺体的底部核染色深且复层，而表层的核染色较浅，保持极性且非复层。细胞异型局限于腺体的基底部分。结构上腺体是圆形的，周围有丰富的固有层包绕。如果存在炎症，可能显示出反应性细胞核改变（图3-2A）。

不确定的异型增生：此类别的巴雷特食管黏膜显示较深部的腺体的改变提示或符合异型增生，但表面成熟仍存在。在这一类别中，细胞异型性包括核深染、核膜不规则和核分裂象增加。有时，活动性炎症中的核异型性可以很明显，足以被诊断为不确定的异型增生。

低级别异型增生：是在没有活动性炎症的情况下，巴雷特食管黏膜表面成熟消失，结构变形伴腺体拥挤。肿瘤性和非肿瘤性黏膜有清楚的界限。表层黏膜的细胞核显示深染、增大、复层和黏蛋白丢失，表面可见核分裂象（图3-2B）。

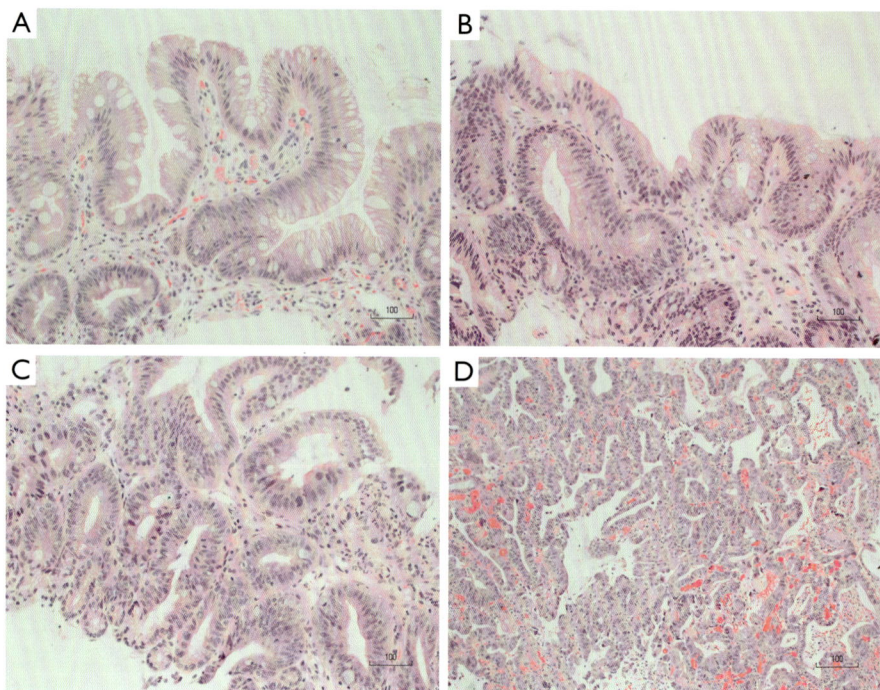

图3-2 巴雷特食管异型增生/上皮内瘤变

（A）巴雷特食管，无异型增生（苏木精、伊红染色×200）；（B）巴雷特食管伴低级别异型增生（苏木精、伊红染色×200）；（C）巴雷特食管伴高级别异型增生（苏木精、伊红染色×200）；（D）巴雷特食管伴黏膜内腺癌（苏木精、伊红染色×100）。

高级别异型增生：巴雷特食管黏膜显示出表面成熟现象的丧失（与低级别异型增生一样）和腺体拥挤。细胞核表现为极性消失、圆形、增大、深染以及不明显的核仁，核分裂象常见。与结构和细胞异型相比，炎症较少。溃疡、活动性炎症和/或明显的核仁这些特征提示良性病变的反应性/修复性改变，或提示合并浸润性癌。在活检组织中提示浸润性腺癌的其他特征，包括筛状腺体结构、管腔坏死碎片、溃疡、异型增生腺体内中性粒细胞，以及在被覆的鳞状上皮黏膜的肿瘤细胞Paget样扩散（图3-2C）。

3. 异型增生的变形

深部隐窝型异型增生（deep crypt dysplasia）：局限在深部腺体的有低级别或高级别异型增生的细胞异型性特征的病变，表面成熟保留。这是种罕见的现象，已被发现由于存在与经典的异型增生相似的分子改变，与疾病进展风险相关[39]。

小凹型异型增生（foveolar type dysplasia）：通常与肠上皮化生无关。异型增生的小凹腺体表现出轻度的结构变化和结构拥挤。腺体内衬嗜酸性-透明胞浆的低立方形-柱状的上皮细胞。细胞核呈圆形-卵圆形，核仁明显。可见典型的和不典型的核分裂象。与典型的腺瘤样异型增生不同，异型增生的小凹腺体呈MUC5AC阳性，MUC6罕见阳性，而CDX2和MUC2阴性。也可以出现肠型和小凹型异型增生混合特征的异型增生。

4. 黏膜内腺癌

黏膜内腺癌是指癌浸润到固有层，但没有超过黏膜肌层。黏膜内腺癌的特征是腺体背靠背呈合胞体样生长，在固有层中出现单细胞和小簇细胞（图3-2D）。促纤维结缔组织间质反应可能不存在，如果存在也很轻。

按照AGA的推荐，如果活检没有发现异型增生，则需每3~5年复查内镜并取活检对巴雷特食管进行监测，经活检证实的低级别异型增生需每6~12个月复查内镜并取活检。对高级别异型增生推荐进行内镜下消融治疗，或每3个月进行1次随访。

六、食管腺癌

大多数食管腺癌发生在食管远端，起源于异位胃黏膜的食管腺癌可以发生在近端，但比较少见。EAC的发生是多种遗传学异常累积的结果，如p16和p53基因的突变失活，细胞周期异常和异倍体[40]。食管腺癌的分子机制很复杂，不能归因于单个基因事件[41]。在内镜下，食管腺癌早期表现为黏膜不规则。进展期表现为溃疡性/浸润性或外生性肿块伴梗阻。在组织学上，食管腺癌是以腺体形成为特征的肿瘤，呈管状、管状乳头状或乳头状生长方式。个别病例会出现黏液性分化。弥漫性印戒细胞癌病例也有少量报道[42]。伴有高级别异型增生的巴雷特食管病灶常见于腺癌旁的上皮。肿瘤根据腺体形成的数量分为不同的分化程度，核的异型性通常和分化程度一致。高分化的肿瘤有超过95%的腺体形成，中分化的肿瘤有50%~95%的腺体形成，低分化的肿瘤有<50%的腺体形成。鉴别诊断包括肺癌或乳腺癌的转移或直接扩散。这些肿瘤的形态与食管原发性腺癌相似。免疫组化染色有助于鉴别。与原发性食管腺癌相比，肺腺癌中甲状腺转录因子1（TTF-1）免疫染色呈阳性，乳腺癌中雌激素受体和GATA3免疫染色呈阳性。

罕见的肿瘤可以是双表型的，具有鳞状和黏液性/腺性分化特点。鳞状和黏液性成分紧密混合的肿瘤诊断为黏液表皮样癌。由鳞状和黏液性两种相互邻近但又分离的成分组成的肿瘤被称为腺鳞状细胞癌。诊断时的肿瘤分期决定了这些双表型肿瘤的预后。

七、食管癌的病理分期和预后因素

食管癌的手术切除标本通常包括内镜下黏膜切除术（EMR）标本、内镜黏膜下剥离术（ESD）标本（图3-3）和/或食管切除术+淋巴结清扫术标本（图3-4）。病理学评估包括明确新辅助放化疗后是否存在残余肿瘤、浸润深

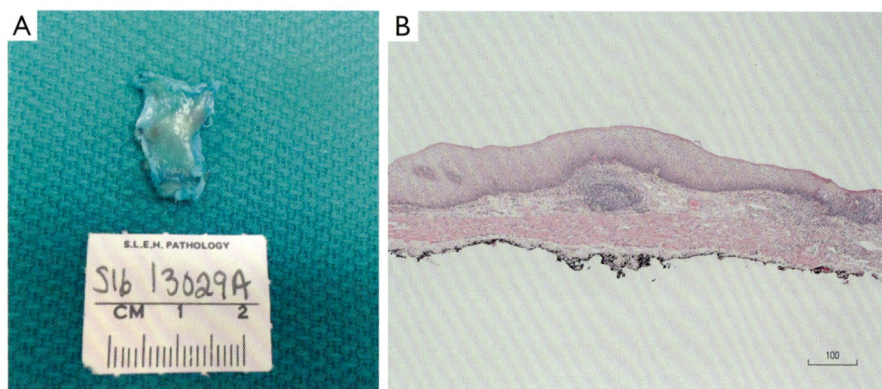

图3-3　食管病变内镜黏膜下剥离术标本

（A）鳞状细胞原位癌内镜黏膜下剥离术标本的大体图像；（B）内镜黏膜下剥离术标本的组织学切片（苏木精、伊红染色×20）。

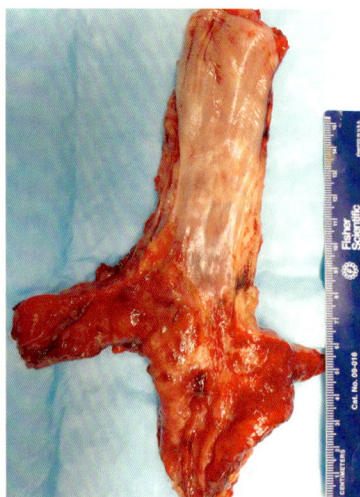

图3-4　新辅助放化疗后食管远端切除术标本的大体图像，肿瘤位于食管胃交界处

度（pT分期）、肿瘤退缩分级和淋巴结转移（pN）。采用美国癌症联合委员会（AJCC）、国际抗癌联盟（UICC）和美国病理学院（CAP）联合提供的标准化格式进行病理报告。目前，食管癌分期系统用的是第7版AJCC/UICC TNM分期（译者注：为原著编写当时情况，2018年1月后已采用第8版）[43]用于预测ESCC和EAC的预后（表3-1）。研究表明，新辅助治疗的病理反应评估，也就是肿瘤退缩程度和淋巴结转移，是EAC和ESCC的独立预后因素[44-46]。

表3-1　AJCC/UICC第7版食管癌的病理TNM分期[43]

分期	标准
pT分类	
pTX	原发肿瘤不能评价
pT0	无原发肿瘤的证据
pTis	高级别上皮内瘤变/异型增生
pT1	肿瘤侵犯固有层，黏膜肌层或黏膜下层
pT1a	肿瘤侵犯固有层或黏膜肌层
pT1b	肿瘤侵犯黏膜下层
pT2	肿瘤侵犯固有肌层
pT3	肿瘤侵犯纤维膜
pT4	肿瘤侵犯邻近结构
pT4a	可切除的肿瘤，侵犯胸膜，心包和膈肌
pT4b	不可切除的肿瘤，侵犯其他邻近结构，例如主动脉、椎体、气管等
pN分类	
pNX	区域淋巴结不能评价
pN0	无区域淋巴结转移
pN1	1~2个区域淋巴结转移
pN2	3~6个区域淋巴结转移
pN3	≥7个区域淋巴结转移
pM分类	
pM0	无远处转移
pM1	有远处转移

译者注：为原著编写当时情况，2018年1月后采用第8版，第8版的变化：T4a肿瘤侵及胸膜、心包、奇静脉、膈肌或腹膜；T4b肿瘤侵及其他邻近结构如主动脉、椎体或气道。

（一）食管鳞状细胞癌

浅表鳞状细胞癌是指局限于黏膜或黏膜下层伴或不伴淋巴结转移的早期浸润性食管癌（AJCC/UICC TNM第7版的T1分期）。与深部/传统ESCC相比，浅表鳞状细胞癌预后更好，5年总生存率超过60%[47]。浅表鳞状细胞癌根据浸润深度进一步细分：M1上皮内非浸润性癌，M2癌侵及固有层，M3癌侵及黏膜肌层，SM1癌侵及黏膜下层浅表1/3，SM2癌侵及黏膜下层中1/3和SM3癌侵及黏膜下层的下1/3[48]。有研究报道在黏膜下层浸润（T1b，SM1/2/3）的肿瘤中存在淋巴结转移，但只有黏膜层浸润（T1a，包括M1、M2和M3）的肿瘤无淋巴结转移[49]。其他研究[50-51]报道M1病变中没有淋巴结转移，但在一小部分的M1/M2肿瘤以及SM1/2/3肿瘤中发现淋巴结转移。内镜下黏膜切除术或内镜黏膜下剥离术常用于治疗早期ESCC（T1a期）。目前外科手术是黏膜下浸润（T1b期）的ESCC的标准治疗方法[52]。

食管鳞状细胞癌浸润到食管壁深层很常见，而且由于食管鳞状细胞癌淋巴结转移和远处转移的风险高，往往预后不良。通常就诊较晚，这时的标准治疗是新辅助放疗和/或化疗。外科手术通常在新辅助治疗后进行。ESCC的总生存率为36.4%[53]。预后取决于食管壁浸润深度、肿瘤退缩程度和淋巴结转移。AJCC和UICC的第7版TNM系统是最广泛应用于未经新辅助治疗的食管切除术和新辅助放化疗后的食管切除术的预后判断系统。在预后分期分组中，该系统除了TNM分期，还结合了肿瘤部位和组织学分级。在目前的分期系统中，确定分期分组时没有考虑肿瘤退缩程度。Wang等[53]验证了ESCC的第7版分期系统，并报道不同分期分组之间生存率存在显著差异。他们报告了各个分期的5年生存率（ⅠA，84.9%；ⅠB，70.9%；ⅡA，56.2%；ⅡB，43.3%；ⅢA，37.9%；ⅢB，23.3%；ⅢC为12.9%，Ⅳ为3.4%）。然而，他们没有发现组织学分级或肿瘤部位是重要的/独立的预后因素。

（二）食管腺癌

食管腺癌（EAC）累及食管远端和胃食管交界处（GEJ）。GEJ腺癌是肿瘤中心位于GEJ食管侧5 cm或胃侧5 cm以内的肿瘤[54]。Siewert分型是广泛应用的GEJ腺癌解剖学分型，它根据肿瘤相对于胃贲门的位置，将EAC分为3种类型：即SiewertⅠ型，肿瘤是食管远端腺癌；SiewertⅡ型，肿瘤是胃贲门腺癌；SiewertⅢ型，肿瘤是浸润GEJ的胃近端的贲门下腺癌[55]。TNM病理分期是食管腺癌最重要的预后因素。淋巴结转移与肿瘤浸润深度有关。对于早期腺癌来说，由于其转移风险较低，与食管切除术相比，内镜下切除术（EMR或ESD）是首选治疗方法。早期腺癌包括浸润到固有层和黏膜肌层的肿瘤（1a期）和1b期肿瘤中浸润深度为SM1的肿瘤[49]。因为1b期SM2/3浸润深度的肿瘤淋巴结转移风险增加，所以食管切除术+标准淋巴结清扫术是这些肿瘤的治疗选择[49]。T1期EAC中淋巴管血管侵犯和深切缘（基底切缘）阳性与总生存期降低有关[56]。阳性淋巴结数目也是重要的预后因素[57]。随着浸润深度（pT）增加、出现淋巴结转移（pN）、切缘阳性和组织学分级增高，EAC的生存率降低[58]。

八、HER2和胃食管交界处腺癌

人类表皮生长因子受体（HER2）是由位于第17号染色体上的原癌基因HER2（ERBB2）编码的酪氨酸激酶受体。该受体属于表皮生长因子受体家族，其磷酸化可导致细胞分裂、增殖、分化和凋亡。

研究发现使用针对表达HER2蛋白的肿瘤的靶向药物能使乳腺癌患者生存获益。一项国际Ⅲ期随机临床试验显示使用抗HER2单克隆抗体曲妥珠单抗可以延长表达HER2的胃和胃食管交界处腺癌患者的生存期[59]。

可以通过对活检标本和手术切除标本进行免疫组化检查以评估肿瘤HER2的状态。使用原位杂交（ISH）技术进一步明确免疫组化不确定（评分2）的病例。根据国家综合癌症网络（NCCN）指南，曲妥珠单抗仅用于免疫组织化学中HER2染色呈阳性（评分3）的晚期GEJ/胃腺癌患者，以及在免疫组织化学染色不确定（评分2）但ISH证实有HER2扩增的患者[60]。

声明

本文作者宣称无任何利益冲突。

参考文献

[1]　SEER Cancer Statistics Factsheets：Esophageal Cancer[DB/OL]. National Cancer Institute. Bethesda, MD. Available online：http://seer.cancer.gov/statfacts/html/esoph.html

[2]　Zhang Y. Epidemiology of esophageal cancer[J]. World J Gastroenterol, 2013, 19：5598-5606.

[3]　Thrift AP, Whiteman DC. The incidence of esophageal adenocarcinoma continues to rise：analysis of period and birth cohort effects on recent trends[J]. Ann Oncol, 2012, 23：3155-3162.

[4]　Morita M, Kumashiro R, Kubo N, et al. Alcohol drinking, cigarette smoking, and the development of squamous cell carcinoma of the esophagus：epidemiology, clinical findings, and prevention[J]. Int J Clin Oncol, 2010, 15：126-134.

[5]　Akhtar S, Sheikh AA, Qureshi HU. Chewing areca nut, betel quid, oral snuff, cigarette smoking and the risk of oesophageal squamous-cell carcinoma in SouthAsians：a multicentre case-control study[J]. Eur J Cancer, 2012, 48：655-661.

[6]　Alsop BR. Sharma P. Esophageal Cancer[J]. Gastroenterol Clin North Am, 2016, 45：399-412.

[7]   Bucchi D, Stracci F, Buonora N, et al. Human papillomavirus and gastrointestinal cancer: A review[J]. World J Gastroenterol, 2016, 22: 7415-7430.

[8]   Ellis A, Risk JM, Maruthappu T, et al. Tylosis with oesophageal cancer: Diagnosis, management and molecular mechanisms[J]. Orphanet J Rare Dis, 2015, 10: 126.

[9]   Rios-Galvez S, Meixueiro-Daza A, Remes-Troche JM. Achalasia: a risk factor that must not be forgotten for esophageal squamous cell carcinoma[J]. BMJ Case Rep, 2015, 2015. pii: bcr2014204418.

[10]   Chang-Claude JC, Wahrendorf J, Liang QS, et al. An epidemiological study of precursor lesions of esophageal cancer among young persons in a high-risk population in Huixian, China[J]. Cancer Res, 1990, 50: 2268-2274.

[11]   Qiu SL, Yang GR. Precursor lesions of esophageal cancer in high-risk populations in Henan Province, China[J]. Cancer, 1988, 62: 551-557.

[12]   Dawsey SM, Lewin KJ, Wang GQ, et al. Squamous esophageal histology and subsequent risk of squamous cell carcinoma of the esophagus. A prospective follow-up study from Linxian, China[J]. Cancer, 1994, 74: 1686-1692.

[13]   Shimizu M, Nagata K, Yamaguchi H, et al. Squamous intraepithelial neoplasia of the esophagus: past, present, and future[J]. J Gastroenterol, 2009, 44: 103-112.

[14]   Mori M, Adachi Y, Matsushima T, et al. Lugol staining pattern and histology of esophageal lesions[J]. Am J Gastroenterol, 1993, 88: 701-705.

[15]   Sepehr A, Razavi P, Saidi F, et al. Esophageal exfoliative cytology samplers. A comparison of three types[J]. Acta Cytol, 2000, 44: 797-804.

[16]   Tajima Y, Nakanishi Y, Tachimori Y, et al. Significance of involvement by squamous cell carcinoma of the ducts of esophageal submucosal glands. Analysis of 201 surgically resected superficial squamous cell carcinomas[J]. Cancer, 2000, 89: 248-254.

[17]   Chu P, Stagias J, West AB, et al. Diffuse pagetoid squamous cell carcinoma in situ of the esophagus: a case report[J]. Cancer, 1997, 79: 1865-1870.

[18]   Pesko P, Rakic S, Milicevic M, et al. Prevalence and clinicopathologic features of multiple squamous cell carcinoma of the esophagus[J]. Cancer, 1994, 73: 2687-2690.

[19]   Wang GQ, Abnet CC, Shen Q, et al. Histological precursors of oesophageal squamous cell carcinoma: results from a 13 year prospective follow up study in a high risk population[J]. Gut, 2005, 54: 187-192.

[20]   Raza MA, Mazzara PF. Sarcomatoid carcinoma of esophagus[J]. Arch Pathol Lab Med, 2011, 135: 945-948.

[21]   Cavallin F, Scarpa M, Alfieri R, et al. Esophageal carcinosarcoma: management and prognosis at a single Italian series[J]. Anticancer Res, 2014, 34: 7455-7459.

[22]   Mansour NM, Groth SS, Anandasabapathy S. Esophageal Adenocarcinoma: Screening, Surveillance, and Management[J]. Annu Rev Med, 2017, 68: 213-227.

[23]   Schneider JL, Corley DA. A review of the epidemiology of Barrett's oesophagus and oesophageal ade-nocarcinoma[J]. Best Pract Res Clin Gastroenterol, 2015, 29: 29-39.

[24]   American Gastroenterological Association, Spechler SJ, Sharma P, et al. American Gastroenterological Association medical position statement on the management of Barrett's esophagus[J]. Gastroenterology, 2011, 140: 1084-1091.

[25] Fitzgerald RC, di Pietro M, Ragunath K, et al. British Society of Gastroenterology. British Society of Gastroenterology guidelines on the diagnosis and management of Barrett's oesophagus[J]. Gut, 2014, 63: 7-42.

[26] Sampliner RE. Practice guidelines on the diagnosis, surveillance, and therapy of Barrett's esophagus. The Practice Parameters Committee of the American College of Gastroenterology[J]. Am J Gastroenterol, 1998, 93: 1028-1032.

[27] Bhat S, Coleman HG, Yousef F, et al. Risk of malignant progression in Barrett's esophagus patients: results from a large population-based study[J]. J Natl Cancer Inst, 2011, 103: 1049-1057.

[28] Shaheen NJ, Falk GW, Iyer PG, et al. Corrigendum: ACG Clinical Guideline: Diagnosis and Man-agement of Barrett's Esophagus[J]. Am J Gastroenterol, 2016, 111: 1077.

[29] Naini BV, Chak A, Ali MA, et al. Barrett's oesophagus diagnostic criteria: endoscopy and histology[J]. Best Pract Res Clin Gastroenterol, 2015, 29: 77-96.

[30] Chandrasoma PT, Der R, Ma Y, et al. Histologic classification of patients based on mapping biopsies of the gastroesophageal junction[J]. Am J Surg Pathol, 2003, 27: 929-936.

[31] Jones TF, Sharma P, Daaboul B, et al. Yield of intestinal metaplasia in patients with suspected short-segment Barrett's esophagus (SSBE) on repeat endoscopy[J]. Dig Dis Sci, 2002, 47: 2108-2111.

[32] Srivastava A, Odze RD, Lauwers GY, et al. Morphologic features are useful in distinguishing Barrett's esophagus from carditis with intestinal metaplasia[J]. Am J Surg Pathol, 2007, 31: 1733-1741.

[33] Wang H, Brown I, Kumarasinghe P, et al. Poor agreement for detection of goblet cells in esophageal and GEJ biopsies[J]. Lab Invest, 2012, 92: 184A-185A.

[34] Soucy G, Onstad L, Vaughan TL, et al. Histologic Features Associated With Columnar-lined Esophagus in Distal Esophageal and Gastroesophageal Junction (GEJ) Biopsies From GERD Patients: A Com-munity-based Population Study[J]. Am J Surg Pathol, 2016, 40: 827-835.

[35] DeMeester SR, Wickramasinghe KS, Lord RV, et al. Cytokeratin and DAS-1 immunostaining reveal similarities among cardiac mucosa, CIM, and Barrett's esophagus[J]. Am J Gastroenterol, 2002, 97: 2514-2523.

[36] Chu PG, Jiang Z, Weiss LM. Hepatocyte antigen as a marker of intestinal metaplasia[J]. Am J Surg Pathol, 2003, 27: 952-959.

[37] Gulmann C, Shaqaqi OA, Grace A, et al. Cytokeratin 7/20 and MUC1, 2, 5AC, and 6 expression patterns in Barrett's esophagus and intestinal metaplasia of the stomach: intestinal metaplasia of the cardia is related to Barrett's esophagus[J]. Appl Immunohistochem Mol Morphol, 2004, 12: 142-147.

[38] Montgomery E, Bronner MP, Goldblum JR, et al. Reproducibility of the diagnosis of dysplasia in Bar-rett's esophagus: a reaffirmation[J]. Hum Pathol, 2001, 32: 368-378.

[39] Lomo LC, Blount PL, Sanchez CA, et al. Crypt dysplasia with surface maturation: a clinical, pathologic, and molecular study of a Barrett's esophagus cohort[J]. Am J Surg Pathol, 2006, 30: 423-435.

[40] Wijnhoven BP, Tilanus HW, Dinjens WN. Molecular biology of Barrett's adenocarcinoma[J]. Ann Surg, 2001, 233: 322-337.

[41] Kalatskaya I. Overview of major molecular alterations during progression from Barrett's esophagus to esophageal adenocarcinoma[J]. Ann N Y Acad Sci, 2016, 1381: 74-91.

[42] Maezato K, Nishimaki T, Oshiro M, et al. Signet-ring cell carcinoma of the esophagus associated with Barrett's epithelium: report of a case[J]. Surg Today, 2007, 37: 1096-1101.

[43] Edge SB, Byrd DR, Compton CC, et al. editors. American Joint Committee on Cancer Staging Manual[J]. 7th ed. New York: Springer-Verlag, 2010.

[44] Wu TT, Chirieac LR, Abraham SC, et al. Excellent interobserver agreement on grading the extent of residual carcinoma after preoperative chemoradiation in esophageal and esophagogastric junction car-cinoma: a reliable predictor for patient outcome[J]. Am J Surg Pathol, 2007, 31: 58-64.

[45] Donohoe CL, O'Farrell NJ, Grant T, et al. Classification of pathologic response to neoadjuvant therapy in esophageal and junctional cancer: assessment of existing measures and proposal of a novel 3-point standard[J]. Ann Surg, 2013, 258: 784-792; discussion 792.

[46] Karamitopoulou E, Thies S, Zlobec I, et al. Assessment of tumor regression of esophageal adenocarci-nomas after neoadjuvant chemotherapy: comparison of 2 commonly used scoring approaches[J]. Am J Surg Pathol, 2014, 38: 1551-1556.

[47] Igaki H, Kato H, Tachimori Y, et al. Prognostic evaluation of patients with clinical T1 and T2 squamous cell carcinomas of the thoracic esophagus after 3-field lymph node dissection[J]. Surgery, 2003, 133: 368-374.

[48] Shimizu M, Zaninotto G, Nagata K, et al. Esophageal squamous cell carcinoma with special reference to its early stage[J]. Best Pract Res Clin Gastroenterol, 2013, 27: 171-186.

[49] Ancona E, Rampado S, Cassaro M, et al. Prediction of lymph node status in superficial esophageal car-cinoma[J]. Ann Surg Oncol, 2008, 15: 3278-3288.

[50] Eguchi T, Nakanishi Y, Shimoda T, et al. Histopathological criteria for additional treatment after en-doscopic mucosal resection for esophageal cancer: analysis of 464 surgically resected cases[J]. Mod Pathol, 2006, 19: 475-480.

[51] Zhou Y, Du J, Li H, et al. Clinicopathologic analysis of lymph node status in superficial esophageal squamous carcinoma[J]. World J Surg Oncol, 2016, 14: 259.

[52] Sgourakis G, Gockel I, Lang H. Endoscopic and surgical resection of T1a/T1b esophageal neoplasms: A systematic review[J]. World J Gastroenterol, 2013, 19: 1424-1437.

[53] Wang J, Wu N, Zheng QF, et al. Evaluation of the 7th edition of the TNM classification in patients with resected esophageal squamous cell carcinoma[J]. World J Gastroenterol, 2014, 20: 18397-18403.

[54] Mullen JT, Kwak EL, Hong TS. What's the Best Way to Treat GE Junction Tumors? Approach Like Gastric Cancer[J]. Ann Surg Oncol, 2016, 23: 3780-3785.

[55] Siewert JR, Stein HJ. Classification of adenocarcinoma of the oesophagogastric junction[J]. Br J Surg, 1998, 85: 1457-1459.

[56] Leggett CL, Lewis JT, Wu TT, et al. Clinical and histologic determinants of mortality for patients with Barrett's esophagus-related T1 esophageal adenocarcinoma[J]. Clin Gastroenterol Hepatol, 2015, 13: 658-664.e1-3.

[57] Hofstetter W, Correa AM, Bekele N, et al. Proposed modification of nodal status in AJCC esophageal cancer staging system[J]. Ann Thorac Surg, 2007, 84: 365-373; discussion

374-375.

[58] Rice TW，Apperson-Hansen C，DiPaola LM，et al. Worldwide Esophageal Cancer Collaboration：clin-ical staging data[J]. Dis Esophagus，2016，29：707-714.

[59] Bang YJ，Van Cutsem E，Feyereislova A，et al. Trastuzumab in combination with chemotherapy versus chemotherapy alone for treatment of HER2-positive advanced gastric or gastro-oesophageal junction cancer (ToGA)：a phase 3，open-label，randomised controlled trial[J]. Lancet，2010，376：687-697.

[60] Bartley AN，Christ J，Fitzgibbons PL，et al. Template for Reporting Results of HER2 (ERBB2) Bi-omarker Testing of Specimens From Patients With Adenocarcinoma of the Stomach or Esophagogastric Junction[J]. Arch Pathol Lab Med，2015，139：618-620.

译者：陈容珊，国家癌症中心/中国医学科学院肿瘤医院
　　　薛丽燕，国家癌症中心/中国医学科学院肿瘤医院
审校：李印，国家癌症中心/中国医学科学院肿瘤医院

Cite this article as: Jain S, Dhingra S. Pathology of esophageal cancer and Barrett's esophagus. Ann Cardiothorac Surg 2017;6(2):99-109. doi: 10.21037/acs.2017.03.06

第四章　食管癌的微创手术分期

Kunal Mehta, Valentino Bianco, Omar Awais, James D. Luketich, Arjun Pennathur

Department of Cardiothoracic Surgery, University of Pittsburgh School of Medicine and University of Pittsburgh Medical Center, Pittsburgh, PA, USA
Correspondence to: Dr. Arjun Pennathur, MD, FACS. Department of Cardiothoracic Surgery, University of Pittsburgh Medical Center, 200 Lothrop Street, Suite C-800, Pittsburgh, PA 15213, USA. Email: pennathura@upmc.edu.

摘要：食管癌是当今世界范围内最常见的恶性肿瘤之一，位居癌症相关死因的第6位。准确的食管癌术前分期对选择合适的治疗方法至关重要。食管癌患者通常需要通过多种检查进行分期，包括无创的计算机断层扫描（computed tomography，CT），正电子发射断层扫描（positron emission tomography，PET）及侵入性略强的超声内镜（EUS）检查。部分医疗机构会采用腹腔镜（必要时联合胸腔镜）进行术前分期，这些微创手段较之无创的方法更加准确。其相较传统方法能够更好地评估局部病变及远处转移，可避免患者接受不必要的非治疗性开腹手术。目前，对于哪些食管癌患者能够从中获益目前尚无明确的共识。但我们发现，腹腔镜微创分期对于发现隐匿的远处转移具有特殊的价值。在本文中，我们将总结食管癌的各种分期手段，包括微创手术分期。

关键词：食管癌；腹腔镜；微创手术（minimally invasive surgery，MIS）；分期；胸腔镜

View this article at: http://dx.doi.org/10.21037/acs.2017.03.18

一、引言

食管癌是目前癌症相关死亡的第6大原因，也是全球第8大最常见的癌症，有超过450 000患者。在西方，食管癌的组织类型在流行病学上发生了变化，相比于鳞状细胞癌，腺癌的发病率明显升高[1]。据估计，2017年美国食管癌新发病例数为16 940例，致死数为15 690例[2]，其预后差，5年生存率为15%~25%[1,3-4]。预后不佳的部分原因是疾病的典型症状往往出现在晚期（转移），即便是浅表肿瘤也有转移的倾向[1,3,5]。食管癌如在更早期被发现，则预后会有所改善[5]。一旦确诊，精准的分期对选择正确治疗方案至关重要。只有将肿瘤分期、预后评估以及患者的生理状态综合考量，才能为每位患者做出合适的治疗选择。

二、食管癌分期

食管癌的分期目前根据TNM（肿瘤，淋巴结，转移）系统进行。其将病变根据肿瘤侵犯深度（T分期），区域淋巴结状况（N分期）和有无远处转移（M分期）进行分类（图4-1）。TNM系统由国际抗癌联盟（UICC）1968年首次提出并于此后多次改版修订[4]，在2010年，美国癌症联合会（AJCC）发

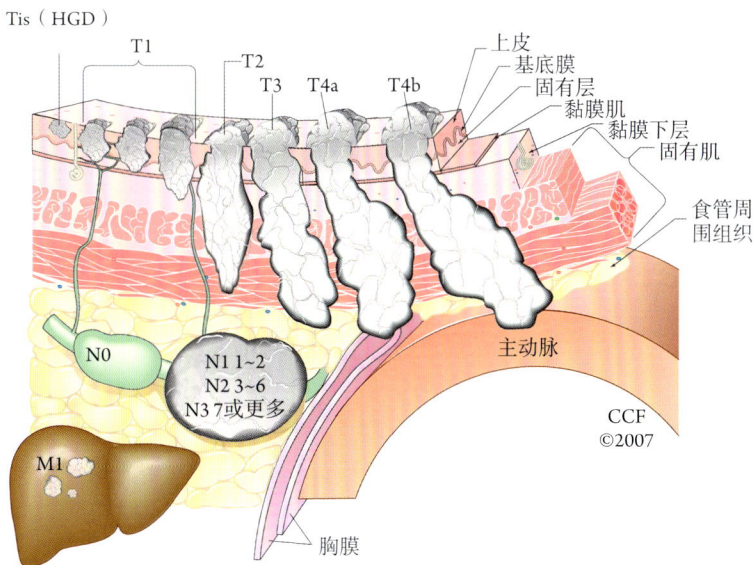

图4 1 根据TNM分类系统用于食管癌分期的特征

注：经许可转载。克利夫兰诊所艺术与摄影中心©2007-2017版权所有。

布了第7版食管癌分期系统[6]。最新版较前一版的主要修改包括：将T4期分为可切除（T4a）与不可切除（T4b），根据淋巴结受累数量将N分期进行分层，引入肿瘤组织学类型、分化程度（分级）和肿瘤部位作为分期依据[1,7-9]（表4-1）。在未来，依据基因表达谱的分子学分期也将在危险分层及治疗决策中发挥作用[10]。

表4-1　根据2010 AJCC第7版分期系统对食管癌进行分期

分期	T	N	M	G	定位
食管腺癌					
0	Tis（HGD）	0	0	1	NA
ⅠA	1	0	0	1~2	NA
ⅠB	1	0	0	3	NA
	2	0	0	1~2	NA
ⅡA	2	0	0	3	NA
ⅡB	3	0	0	任何	NA
	1~2	1	0	任何	NA
ⅢA	1~2	2	0	任何	NA
	3	1	0	任何	NA
	4a	0	0	任何	NA
ⅢB	3	2	0	任何	NA
ⅢC	4a	1~2	0	任何	NA
	4b	任何	0	任何	NA
	任何	3	0	任何	NA
Ⅳ	任何	任何	1	任何	NA
食管鳞状细胞癌					
0	Tis（HGD）	0	0	1	任何
ⅠA	1	0	0	1	任何
ⅠB	1	0	0	2~3	任何
	2~3	0	0	1	下段
ⅡA	2~3	0	0	1	上、中段
	2~3	0	0	2~3	下段

续表4-1

分期	T	N	M	G	定位
ⅡB	2~3	0	0	2~3	上、中段
	1~2	1	0	任何	任何
ⅢA	1~2	2	0	任何	任何
	3	1	0	任何	任何
	4a	0	0	任何	任何
ⅢB	3	2	0	任何	任何
ⅢC	4a	1~2	0	任何	任何
	4b	任何	0	任何	任何
	任何	3	0	任何	任何
Ⅳ	任何	任何	1	任何	任何

T，肿瘤分类；N，淋巴结状态；M，转移；G，组织学等级；Tis，原位癌；HGD，高度不典型增生；NA，不适用。修改自[9]；经许可使用。

临床表现及评估

　　食管肿瘤的分期需要依赖多种手段的联合。食管癌患者典型的临床表现包括吞咽困难及消瘦。评估时先进行病史采集及体格检查，然后进行钡餐食管造影及内镜检查。钡餐食管造影通常表现为病变区域的食管管腔狭窄。内镜检查是明确诊断所必须的检查，它能显示肿瘤的部位、长度并进行组织活检和病理诊断。此外，中、上段食管病变的患者还应接受气管镜检查，以除外气道受累。患者常规进行胸部及上腹部的计算机断层扫描（CT），这对于判断肿瘤局部扩散及远处转移有一定帮助。正电子发射断层扫描（PET）越来越多地被用来评估远处转移情况。超声内镜可以通过提供食管壁的详细情况来评估T分期，也是评估N分期的有效手段。此外，某些医疗机构对部分患者采用腹腔镜（必要时联合胸腔镜）的微创手术形式进行分期。本文中，我们将回顾食管癌无创和微创手术分期的相关文献，探讨微创技术相对于传统分期方法的准确性及实用价值。

三、分期手段

（一）无创影像学

　　无创影像学检查由于相对低价且应用广泛，如胸腹部CT是评估食管癌患者局部病变及远处转移的最常用手段。CT成像能显示肿瘤生长及食管周围脂肪间隙的消失，可提示局部病变及炎症反应。虽然由于分辨率的原因，CT成像在评估肿瘤在食管壁的浸润深度方面作用有限，但它潜在地增加了对原发性肿瘤和邻近器官受累（如主动脉受累）情况评估的准确性。CT的最大作用是能发现远处脏器的转移，如肺和肝的转移[8,11-12]。

CT也能通过发现淋巴结肿大来推断可疑的肿瘤受累[11]。多项研究结果证实CT在识别小淋巴结转移方面的准确性。2000年Luketich[13]等发现，胸腹部CT判断淋巴结转移的敏感性和特异性分别为33%和88%。相比于微创分期手段，CT被证明在超过40%的患者中出现误判。

PET被越来越多地运用到食管癌的分期中。PET与CT相类似，对于评估T分期有一定的局限性，其主要优势在于对远处转移的甄别[1,14-15]。事实上，研究显示，PET能够在10%~20%的CT阴性患者中发现远处转移[13]。据报道PET对于淋巴结转移判断的准确性在27%~90%[1,15]。PET与CT结合较单纯PET对于淋巴结分期的判断更为准确，但其在局部淋巴结受累的判断上仍备受质疑，尤其是当淋巴结紧邻原发灶时。既往患慢性肺病或肺结核的患者因气道炎症可能会出现PET上淋巴结假阳性的情况[12]。

（二）超声内镜

自20世纪80年代引入临床以来，超声内镜（EUS）已经迅速成为评估消化道病变的可靠手段，它可直观地显示食管壁的5层不同结构（浅表黏膜边界、黏膜层、黏膜下层、固有肌层和外膜层），代表了食管癌分期的重要进展。EUS评估T分期的敏感性，据报道可达85%~90%，准确率可达70%~80%[16-17]。EUS还有助于发现区域淋巴结肿大，并引导细针抽吸活检（FNA）可疑的淋巴结（表4-2）。在Kaushik及其同事的一项研究中，EUS结合FNA对于整体分期的准确率可达72%，淋巴结分期的准确率高达90%[1,19]。

然而，EUS也有其局限性，对于其在食管癌临床分期中的作用仍有诸多争

表4-2　EUS与微创手术分期相比在N期测定中的效用

研究	患者数量	组织学	EUS[a]		
			准确性（%）	敏感性（%）	特异性（%）
Luketich等，1997[18]	26	24（92%）AC；2（8%）SCC	65	65	66
Luketich等，2000[13]	53	46（87%）AC；7（13%）SCC	62	62.5	60
Kaushik等，2007[19]	47	45（96%）AC；2（4%）SCC	90/72[b]	–	–

AC，腺癌；EUS，超声内镜；SCC，鳞状细胞癌。[a]，通过腹腔镜和/或胸腔镜检查确定的淋巴结状态被用于评估EUS的准确性、敏感性和特异性；[b]，用于FNA时，节点分期的准确性为90%；整体分期精度为72%。

议。近年来诸如内镜下黏膜切除（EMR）、射频消融和光动力治疗等腔内治疗手段的不断涌现，并已成为局限于黏膜肌层的浅表肿瘤（Tis-T1a）的治疗手段。因此，对于早期病变的精准分期显得尤为重要。而EUS对于浅表病变的评估准确性却不佳[20-21]。一项由匹兹堡大学的Bianco等[20]开展的研究表明，EUS仅能准确分期39%的T1a和70%的T1b病变。无独有偶，密歇根大学的Bergeron及其同事发现EUS仅能准确分期39%的T1a和51%的T1b病变。而且Bergeron的研究还发现被EUS判定为cT1aN0的患者中，有15%被证实为pN1或更高分期，而这部分患者仅仅接受腔内治疗是不够的[16,21]。Luketich等[13]发现，即便将EUS和CT相结合，仍会有高达32%的患者分期不准确。另外，也有人担心EUS对于接受新辅助化疗或放疗的进展期患者准确率会更低。

（三）内镜下黏膜切除

内镜治疗已广泛应用于晚期或无法手术的食管癌患者的姑息性治疗。近年来，人们对于微创技术的需求不断增加，以期降低早期食管癌患者的并发症发生率及病死率。因此，对于经过谨慎选择的浅表食管癌患者，内镜下黏膜切除（EMR）已经成为一种集诊断和治疗为一体的重要手段。

如前所述，包括EUS在内的任何成像技术都不能够准确区分黏膜（T1a）和黏膜下（T1b）病变。而EMR恰恰具备这种能力，对于浅表食管病变的分期有所帮助。EMR可以在黏膜下层与固有肌层的交界处切除一小片食管壁组织。对于切除标本的组织病理学评估能够准确地发现黏膜下浸润，这意味着淋巴结转移的可能性较大，需要进行食管切除[22]。此外，对于高危的黏膜内癌患者，例如分化差或血管淋巴侵犯，也应接受食管切除手术[5]。一项由Maish和De Meester开展的小型研究显示，EMR能准确判断所有肿瘤的侵犯深度，并且其中86%的患者完整地切除了肿瘤。对于所有不需要接受淋巴结清扫的早期食管癌患者，他们建议应将EMR作为EUS的一种辅助分期手段[4,23]。

（四）微创手术分期

食管癌的微创手术（MIS）分期包括利用腹腔镜及胸腔镜技术评估食管肿瘤。尽管尚未广泛开展，但微创分期对特定的患者有明显的好处。美国胸外科医师学会（STS）建议对局部晚期（T3/T4）并累及贲门的胃食管交界部腺癌进行腹腔镜分期[24]。对于无转移的胃食管交界部癌，美国国立综合癌症网络（NCCN）将腹腔镜视为一种可选的分期手段[25]。MIS分期的主要优势在于能够发现隐匿的远处转移，避免不必要的非治疗性剖腹手术（及其相关并发症、病死率）；能够更好地评估局部晚期病变，发现更多能获益于新辅助治疗的患者[1,24,26-27]。

1. 微创分期的外科技术

腹腔镜分期通常在患者平卧位全麻下进行。仔细检视腹腔4个象限及肝脏表面，对外观异常的可疑病变进行活检病理检查。术中可以利用柔性腹腔镜超声探头进行肝脏超声检查。还可打开小网膜囊，显露胃左血管探查腹腔干淋巴结，评估巨大固定性肿大淋巴结及其可切除性[11,27-28]。

胸腔镜分期通常在患者侧卧位单肺通气下使用电视辅助胸腔镜（VATS）开展。选择性地采用这种方法能排除可能的转移（当担心转移至肺或胸膜时）或可能的邻近脏器受累，例如主动脉[11,27-29]。

2. 微创分期的益处

使用腹腔镜和/或胸腔镜（选择性使用）微创分期的主要优势之一是能够更准确地评估局部病变。一些研究也证实了微创分期对于发现微小的淋巴结转移具有更高的敏感性[19,30-31]。Luketich等[18]开展了一项前瞻性研究，对EUS和微创技术判断食管癌淋巴结转移的准确性进行了评估。EUS评估淋巴结受累的敏感性和特异性分别为65%和66%。对<1 cm的淋巴结转移，其敏感性降至44%。通过微创手术分期，8例被认为是N0的患者中有6例被证实为N1。超声内镜未能发现任何远处转移，MIS却发现15%（4/20）的患者有肝脏转移。因此，微创分期具有发现隐匿转移的优势，能够增加淋巴结分期的准确性。与此类似，Kaushik等[19]注意到，在接受EUS联合腹腔镜分期的患者中，EUS-FNA的准确性可达90%。相比于MIS分期，EUS-FNA分期的准确性却只有72%。大多数分期差异是由于在MIS分期过程中检测到远处转移所致，因此我们有理由将MIS分期纳入到食管癌分期的流程中来。Chang等[31]研究发现，MIS分期对于淋巴结转移的敏感性为78%，相比之下，单纯的EUS和CT分别只有11%和55%。

截至目前，美国仅有一项多中心前瞻性协作组研究（CALGB9380）探索食管癌微创分期的可行性。CALGB9380是一项由NIH资助的Ⅱ期多中心临床研究，共纳入134例患者。该项目的主要研究目标是评估MIS作为分期手段的可行性。次要目标是评估利用MIS进行临床分期的准确性及获益。在技术层面，微创分期在73%的患者中是可行的，并且未出现死亡及并发症。在56%的患者中呈淋巴结阳性，较传统无创影像学检查，阳性淋巴结数量提高了一倍[30]。

有数据支持MIS分期较传统影像学检查能更好地发现远处转移（表4-3）。在常规影像检查未发现远处转移的潜在可切除食管癌患者中，MIS分期有一定作用。对于这些患者，腹腔镜能够发现肝脏表面及腹膜上的微小转移灶，胸腔镜能够评估局部结构的侵犯程度，如主动脉及胸膜[26,28,32-35]。在一项有趣的研究中，Luketich等[15]前瞻性地研究对于潜在可切除的患者PET和MIS分期的准确性，结果发现，对于远处转移PET较CT更加准确（准确率84% vs 63%，

表4–3　在确定可切除性时比较MIS分期和常规成像[a]

研究	患者数量	组织学	MIS			常规成像		
			准确性（%）	敏感性（%）	特异性（%）	准确性（%）	敏感性（%）	特异性（%）
de Graaf 等，2007[26]	416	375（90%）AC；33（8%）SCC	–	88	100	67[b]	66[b]	–
Nguyen 等，2001[28]	33	24（73%）AC；9（27%）SCC	97	96	100	61[c]	100[c]	91[c]
Luketich 等，1999[15]	91	NR	–[d]	–[d]	–[d]	84[e]	69[e]	93[e]
Romijn等，1998[32]	40	25（60%）AC；15（40%）SCC	95	70	100	–	–	–

注：无法切除的疾病是由于远处转移，局部晚期疾病[a]，或广泛的淋巴结受累所致；[b]，常规的CT和EUS成像；[c]，仅使用CT的常规成像；[d]，通过MIS或临床相关性确定远处转移性疾病，并用于评估PET的准确性、敏感性和特异性。所有其他研究都将MIS分期和常规影像与手术切除/探索的金标准进行了比较。[e]，先用CT再用PET进行常规成像。AC，腺癌；NR，未报告；SCC，鳞状细胞癌。

$P<0.01$）。但与MIS分期相比，PET在识别远处转移只有69%的敏感性（图4–2）。该研究中，18例患者存在隐匿的转移被MIS分期所发现，但却未能在PET扫描中显示。所有这些转移灶的直径均<1 cm。主要的隐匿转移部位包括肝、胸膜及肺。这些结果表明微创分期可能有助于发现PET检查所遗漏的远处转移。

在类似的一项33例患者的研究中，Nguyen等[28]发现，MIS分期判断可切除性的准确率高达97%，而传统影像技术的准确率仅有61%。在所有患者中，使用MIS分期避免了10例不必要的剖腹手术。此项研究中，常规行腹腔镜检查，而在有可疑发现时选择性开展胸腔镜。本队列中1例患者对可疑肺结节进行了VATS切除，结果证实为良性，进而接受了根治性切除手术。研究中仅有1例患者出现了假阴性的分期，且并未进行胸腔镜分期。该患者存在未被发现的胸膜转移，而胸腔镜检查本应可以发现。该领域最大的研究由de Graaf等[26]在2007年完成，他们回顾性研究了所在中心7年间416例食管癌患者，发现MIS分期判断是否可切除的敏感性为88%，特异性达到100%。为63例（6.6%）腹膜或肝脏转移的患者避免了不必要的剖腹手术[26]。

MIS分期能改变30%~40%的患者的分期，进而改变其治疗计划[13,28]。因此，对于传统影像学认为可切除的患者进行MIS分期是合理的。因为它能使部分患者转而进行包括新辅助治疗及手术在内的多学科综合治疗或避免不必要的剖腹。鉴于食管癌临床表现隐匿，患者就诊时往往已局部进展，多学科综

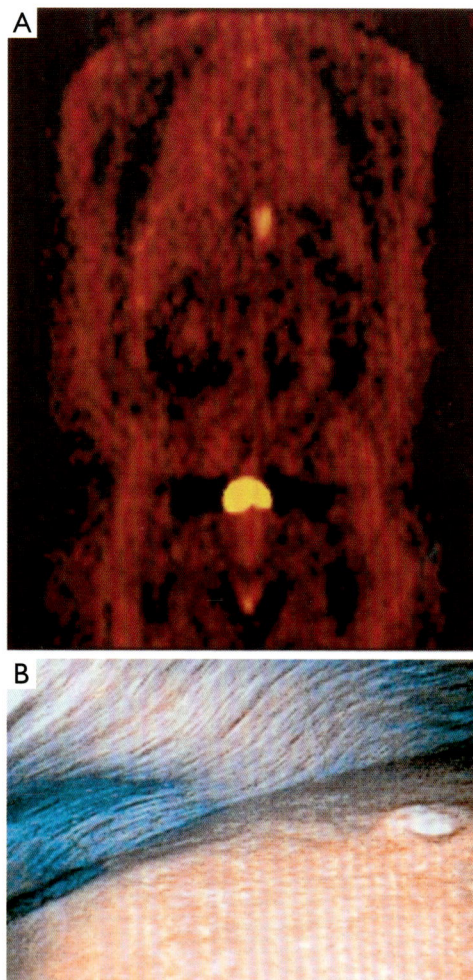

图4-2 腹腔镜分期可检测出PET和CT漏诊的病变

（A）假阴性PET扫描显示仅在胃食管交界处的病变部位增加了局部示踪剂的摄取；（B）同一患者中，通过腹腔镜分期鉴定出了6 mm肝转移性病变，但PET和CT成像均未发现。（引用参考文献[15]，经Elsevier许可使用。）

合治疗是最佳的治疗手段。那些在传统影像学认为是N0的患者通常需进行食管癌切除，相比于传统淋巴结分期手段，MIS分期会使得相当一部分患者分期升级。因此，MIS分期更容易发现淋巴结转移，并将这些患者更准确地分入多学科治疗中。由于食管癌易于早期发生淋巴结转移，因此这一点至关重要[18-19,28,36]。MIS分期易于发现隐匿的远处转移，有助于甄别出那些需要化疗、食管支架、内镜下激光消融及光动力疗法等姑息性治疗的患者[15,18]。MIS分期能帮助转移性食管癌患者避免不必要的非治疗性剖腹手术，据报道其死亡及并发症发生率约为3%[27]。

3. 微创分期的局限性

一些研究也在质疑扩大食管癌患者微创分期适应证的做法。下段食管癌通常是累及下1/3或胃食管交界部的腺癌，有一定腹腔转移的可能性[13,26]。相反，多篇研究显示在中上2/3的食管肿瘤中，腹腔镜的分期作用有限。在一项de Graaf等[26]开展的研究中发现，近端2/3食管病变的患者在经过MIS分期后，均未改变既定的治疗方案。腹腔镜分期的局限性还在于可能会出现腹腔镜常见的并发症，如出血、感染、损伤食管或邻近结构，增加费用及出现全麻风险等。

对食管癌常规使用胸腔镜分期也饱受争议。正如前面提到的，胸腔镜淋巴结分期的准确性接近90%，能够发现转移（如转移至胸膜或肺）或局部侵犯不可切除的结构（如主动脉），对于无胸腔内可疑病变的患者来说，可避免不必要的剖胸手术。但在一些研究中，VATS分期并未发现任何一例无法切除的患者[11,13]。这些患者却因此增加了手术时间和住院费用[28]。因此，一些医院仅对怀疑有转移（如转移至肺）或邻近结构受累（如主动脉）的患者进行VATS分期。

四、结论

食管癌患者术前精准分期对于选择合适的治疗方案至关重要。微创分期技术，如腹腔镜和胸腔镜（选择性开展）较传统影像技术（如CT、PET或EUS）为肿瘤的局部和远处转移提供了更准确的评估。微创分期可用于发现传统影像手段所未发现的远处转移或局部进展期肿瘤，从而避免不必要的非治疗性剖腹手术或转而采用放化疗等多学科的治疗手段。在匹兹堡大学医学中心，我们主要采用微创的食管癌切除方法，并已开展了大量的此类手术[37-38]。随着流行病学的改变以及腺癌发病率的增加，对于下段食管或胃食管交界部的原发肿瘤，在根治性切除前常规采用腹腔镜检查，以期发现那些微小的转移灶。我们发现腹腔镜对于发现隐匿的远处转移灶，避免不必要的根治性切除术有一定价值。该项检查可以在微创或开放的根治性切除前进行[38]，并不需要常规进行胸腔镜分期，而是对那些在无创检查后仍怀疑有远处转移的患者选择性地开展。我们还需要进一步的研究来明确微创分期在食管癌中的作用。

致谢

我们感谢Shannon Wyszomierski博士于论文撰写时在编辑方面给予的帮助。

基金：本研究部分获得了NIH基金5RO1 CA090665 09及匹兹堡大学Sampson家族捐赠的支持。

声明

本文作者宣称无任何利益冲突。

参考文献

[1] Pennathur A，Gibson MK，Jobe BA，et al. Oesophageal carcinoma[J]. Lancet，2013，381：400-412.

[2] What are the Key Statistics about Esophagus Cancer[Z/OL].. cancer.org：American Cancer Society；[updated January 5，2017；cited March 24，2017]. Available online：http：//www. cancer.org/cancer/esophaguscancer/detailedguide/esophagus-cancer-key-statistics

[3] Enzinger PC，Mayer RJ. Esophageal cancer[J]. N Engl J Med，2003，349：2241-2252.

[4] Shahbaz Sarwar CM，Luketich JD，Landreneau RJ，et al. Esophageal cancer：an update[J]. Int J Surg，2010，8：417-422.

[5] Pennathur A，Farkas A，Krasinskas AM，et al. Esophagectomy for T1 esophageal cancer：outcomes in 100 patients and implications for endoscopic therapy[J]. Ann Thorac Surg，2009，87：1048-1054；discussion 1054-1055.

[6] Esophagus and esophagogastric junction. In：Edge SB，American Joint Committee on Cancer.，editors. AJCC cancer staging manual. 7th ed[M]. New York：Springer，2010：103-115.

[7] Tangoku A，Yamamoto Y，Furukita Y，et al. The new era of staging as a key for an appropriate treatment for esophageal cancer[J]. Ann Thorac Cardiovasc Surg，2012，18：190-199.

[8] Berry MF. Esophageal cancer：staging system and guidelines for staging and treatment[J]. J Thorac Dis，2014，6 Suppl 3：S289-S297.

[9] Rice TW，Rusch VW，Ishwaran H，et al. Cancer of the esophagus and esophagogastric junction：data-driven staging for the seventh edition of the American Joint Committee on Cancer/International Union Against Cancer Cancer Staging Manuals[J]. Cancer，2010，116：3763-3773.

[10] Pennathur A，Xi L，Litle VR，et al. Gene expression profiles in esophageal adenocarcinoma predict survival after resection[J]. J Thorac Cardiovasc Surg，2013，145：505-512；discussion 512-513.

[11] Krasna MJ. Minimally invasive staging for esophageal cancer[J]. Chest，1997，112：191S-194S.

[12] Karaosmanoğlu AD，Blake MA. Applications of PET-CT in patients with esophageal cancer[J]. Diagn Interv Radiol，2012，18：171-182.

[13] Luketich JD，Meehan M，Nguyen NT，et al. Minimally invasive surgical staging for esophageal cancer[J]. Surg Endosc，2000，14：700-702.

[14] Meyers BF，Downey RJ，Decker PA，et al. The utility of positron emission tomography in staging of potentially operable carcinoma of the thoracic esophagus: results of the American College of Surgeons Oncology Group Z0060 trial[J]. J Thorac Cardiovasc Surg，2007，133: 738-745.

[15] Luketich JD，Friedman DM，Weigel TL，et al. Evaluation of distant metastases in esophageal cancer: 100 consecutive positron emission tomography scans[J]. Ann Thorac Surg，1999，68: 1133-1136；discussion 1136-1137.

[16] Trindade AJ，Berzin TM. Clinical controversies in endoscopic ultrasound[J]. Gastroenterol Rep (Oxf)，2013，1: 33-41.

[17] Goldfarb M，Brower S，Schwaitzberg SD. Minimally invasive surgery and cancer: controversies part 1[J]. Surg Endosc，2010，24: 304-334.

[18] Luketich JD，Schauer P，Landreneau R，et al. Minimally invasive surgical staging is superior to endoscopic ultrasound in detecting lymph node metastases in esophageal cancer[J]. J Thorac Cardiovasc Surg，1997，114: 817-821；discussion 821-823.

[19] Kaushik N，Khalid A，Brody D，et al. Endoscopic ultrasound compared with laparoscopy for staging esophageal cancer[J]. Ann Thorac Surg，2007，83: 2000-2002.

[20] Bianco V，Sablowski M，Mehta KS，Hamilton A，Odell D，Gooding WE，et al. Evaluation of the Accuracy of Endoscopic Ultrasound for Stage I Esophageal Cancer[J]. Journal of the American College of Surgeons，219: S29.

[21] Bergeron EJ，Lin J，Chang AC，et al. Endoscopic ultrasound is inadequate to determine which T1/T2 esophageal tumors are candidates for endoluminal therapies[J]. J Thorac Cardiovasc Surg，2014，147: 765-771: Discussion 771-773.

[22] Huntington JT，Walker JP，Meara MP，et al. Endoscopic mucosal resection for staging and treatment of early esophageal carcinoma: a single institution experience[J]. Surg Endosc，2015，29: 2121-2125.

[23] Maish MS，DeMeester SR. Endoscopic mucosal resection as a staging technique to determine the depth of invasion of esophageal adenocarcinoma[J]. Ann Thorac Surg，2004，78: 1777-1782.

[24] Varghese TK Jr，Hofstetter WL，Rizk NP，et al. The society of thoracic surgeons guidelines on the diagnosis and staging of patients with esophageal cancer[J]. Ann Thorac Surg，2013，96: 346-356.

[25] "NCCN Clinical Practice Guidelines in Oncology: Esophageal and Esophagogastric Junction Cancers[R]." National Comprehensive Cancer Network. N.p.，2015. Web. 17 Jan. 2016.

[26] de Graaf GW，Ayantunde AA，Parsons SL，et al. The role of staging laparoscopy in oesophagogastric cancers[J]. Eur J Surg Oncol，2007，33: 988-992.

[27] Krasna MJ，Flowers JL，Attar S，et al. Combined thoracoscopic/laparoscopic staging of esophageal cancer[J]. J Thorac Cardiovasc Surg，1996，111: 800-806；discussion 806-807.

[28] Nguyen NT，Roberts PF，Follette DM，et al. Evaluation of minimally invasive surgical staging for esophageal cancer[J]. Am J Surg，2001，182: 702-706.

[29] Krasna MJ. Role of thoracoscopic lymph node staging for lung and esophageal cancer[J]. Oncology (Williston Park)，1996，10: 793-802；discussion 804，813-814.

[30] Krasna MJ，Reed CE，Nedzwiecki D，et al. CALGB 9380: a prospective trial of the feasibility

of thoracoscopy/laparoscopy in staging esophageal cancer[J]. Ann Thorac Surg, 2001, 71: 1073-1079.

[31] Chang L, Stefanidis D, Richardson WS, et al. The role of staging laparoscopy for intraabdominal cancers: an evidence-based review[J]. Surg Endosc, 2009, 23: 231-241.

[32] Romijn MG, van Overhagen H, Spillenaar Bilgen EJ, et al. Laparoscopy and laparoscopic ultrasonography in staging of oesophageal and cardial carcinoma[J]. Br J Surg, 1998, 85: 1010-1012.

[33] Heath EI, Kaufman HS, Talamini MA, et al. The role of laparoscopy in preoperative staging of esophageal cancer[J]. Surg Endosc, 2000, 14: 495-499.

[34] Hünerbein M, Rau B, Hohenberger P, et al. The role of staging laparoscopy for multimodal therapy of gastrointestinal cancer[J]. Surg Endosc, 1998, 12: 921-925.

[35] Molloy RG, McCourtney JS, Anderson JR. Laparoscopy in the management of patients with cancer of the gastric cardia and oesophagus[J]. Br J Surg, 1995, 82: 352-354.

[36] Krasna MJ. Radiographic and endosonographic staging in esophageal cancer[J]. Thorac Surg Clin, 2013, 23: 453-460.

[37] Luketich JD, Pennathur A, Awais O, et al. Outcomes after minimally invasive esophagectomy: review of over 1000 patients[J]. Ann Surg, 2012, 256: 95-103.

[38] Pennathur A, Luketich JD. Resection for esophageal cancer: strategies for optimal management[J]. Ann Thorac Surg, 2008, 85: S751-S756.

译者：张晔，中国医学科学院北京协和医院

审校：李畅，苏州大学附属第一医院

赵军，苏州大学附属第一医院

Cite this article as: Mehta K, Bianco V, Awais O, Luketich JD, Pennathur A. Minimally invasive staging of esophageal cancer. Ann Cardiothorac Surg 2017;6(2):110-118. doi: 10.21037/acs.2017.03.18

第二部分

亮点文章

第五章　AJCC/UICC第8版食管及胃食管交界部癌分期指南：临床实践应用

Thomas W. Rice[1], Deepa T. Patil[2], Eugene H. Blackstone[1,3]

[1]Department of Thoracic and Cardiovascular Surgery, Heart and Vascular Institute, [2]Department of Pathology, Pathology and Laboratory Medicine Institute, [3]Department of Quantitative Health Sciences, Research Institute, Cleveland Clinic, Cleveland, Ohio, USA

Correspondence to: Thomas W. Rice, MD. Department of Thoracic and Cardiovascular Surgery, Cleveland Clinic, 9500 Euclid Avenue/Desk JJ-40, Cleveland, OH 44195, USA. Email: ricet@ccf.org.

摘要： 美国癌症联合会（American Joint Committee on Cancer，AJCC）肿瘤分期手册第8版关于食管及胃食管交界部上皮性癌的分期将临床（cTNM）分期、病理（pTNM）分期及新辅助治疗后（ypTNM）分期区分开来。组织学类型显著影响不同临床和病理分期患者的预后，因此需要根据不同细胞类型区别对待，但新辅助治疗后的腺癌、鳞状细胞癌分期却是相同的。临床分期通常依赖于影像学及小部分组织学信息，并受限于各种手段的分辨率。我们应该认识到临床分期方法的有效性和局限性。细胞学或组织学检查对于影像学是很好的补充并有助于治疗决策的制订。但是，临床分期对预后的判断相比病理分期仍然是粗略及不够准确的。因为中晚期癌的新辅助治疗逐步替代了单纯食管癌切除，病理分期正在失去其相关性。但病理分期对于早期癌仍具有指导性，是分期及预后的参考。尽管病理分期有助于治疗决策的制订，但在其指导下的术后辅助治疗需要更有效的方法。对于所有分期而言，应用病理分期进行预测是最为精确的。新辅助治疗后分期被AJCC引入，但尚未被国际抗癌联盟（Union for International Cancer Control，UICC）所采纳。引入此分期的原因包括新辅助治疗后部分患者（ypT0N0-3M0和ypTisN0-3M0）尚无对应的组别，组内患者的非均质性明显，预后差异也很大。换句话说，接受新辅助治疗患者的预后判断是很特殊的。目前新辅助治疗后（ypTNM）分期对于治疗决策的作用还很有限。此分期在临床中发挥更大作用需要依赖于肿瘤精准治疗的不断进步。

关键词：临床分期；病理分期；新辅助治疗后分期；决策；预测；肿瘤精准治疗

View this article at: http://dx.doi.org/10.21037/acs.2017.03.14

一、引言

美国癌症联合会（AJCC）肿瘤分期手册第8版在第16章中介绍了食管及胃食管交界部癌的分期[1]，它是由国际食管癌协作组（Worldwide Esophageal Cancer Collaboration，WECC）采集六大洲的数据并根据机器学习分析后得出的[2-7]。本文旨在回顾第8版分期，包括临床（cTNM）分期、病理（pTNM）分期及新辅助治疗后（ypTNM）分期，并讨论其在临床实践中的应用。

二、第8版临床分期

临床分期即临床肿瘤相关因素（cTNM），是基于影像学检查及少量病理学信息进行判定的。这与病理肿瘤相关因素（pTNM）不同，后者主要依赖于对切除标本的显微镜检查。这些TNM肿瘤相关因素（表5-1）对于治疗决策的制订至关重要，基于cTNM能准确反映pTNM。

分期汇集了多种肿瘤因素，能粗略体现不同的预后群。基于cTNM与pTNM的预后判断不尽相同，这也说明目前临床分期手段所获得的肿瘤相关因素并不准确。这些偏差导致了cTNM与pTNM的分组及其预后的差异[2,5-7]。

组织学细胞类型也显著影响不同cTNM分期患者的预后。中期、早期的鳞状细胞癌患者预后较腺癌患者更差，也说明了根据不同细胞类型分期的必要性。

组织学分化程度显著影响cT1-2N0M0腺癌及cT2N0M0鳞状细胞癌患者的预后。AJCC上消化道专家共识考虑到活检中G分期的准确性存疑，因此将G分期从第8版cTNM分期中剔除，希望能够在第9版修订时重新审视这一问题。尽管cTNM分期已经引入至第8版，但它仍然只是预后的粗略估计而非决策的重要依据（表5-2）。

表5-1 食管癌和胃食管交界部癌的分期

分期	标准
T分期	
TX	肿瘤无法评估
T0	没有原发性肿瘤的证据
Tis	高度不典型增生，定义为未突破基底膜
T1	肿瘤侵犯固有层、黏膜肌层或黏膜下层
T1a*	肿瘤侵犯固有层或黏膜肌层
T1b*	肿瘤侵犯黏膜下层
T2	肿瘤侵犯固有肌层
T3	肿瘤侵袭外膜
T4	肿瘤侵袭邻近结构
T4a*	肿瘤侵犯胸膜、心包、奇静脉、膈肌或腹膜
T4b*	肿瘤侵犯其他邻近结构，如主动脉、椎体或气管
N分期	
NX	不能评估区域淋巴结
N0	无区域淋巴结转移
N1	1~2个区域淋巴结的转移
N2	3~6个区域淋巴结的转移
N3	7个或7个以上区域淋巴结的转移
M分期	
M0	无远处转移
M1	远处转移
腺癌 G 分期	
GX	分化无法评估
G1	分化得很好，>95%的肿瘤由结构良好的腺体组成
G2	中度分化的，50%~95%的肿瘤有腺体形成
G3'	低分化的，由巢状和片状细胞组成的肿瘤，其占肿瘤的比例<50%，表现为腺体形成
鳞状细胞癌G分期	
GX	分化无法评估
G1	分化得很好，明显角化，形成角化珠，少量无角化基底样细胞，肿瘤细胞呈片状排列，有丝分裂数低

续表5-1

分期	标准
G2	中度分化的，不同的组织学特征，从角化不全到角化不良，一般来说，不存在角化珠形成
G3†	低分化的，主要由基底样细胞组成，形成大大小小的癌巢，常见中央坏死，巢由片状或铺路石状排列的肿瘤细胞组成，偶尔会有少量角化旁或角化细胞穿插其间
鳞状细胞癌L分期***	
LX	无法定位
上段	颈段食管至奇静脉下缘
中段	奇静脉下缘至下肺静脉下缘
下段	下肺静脉下缘，包括胃食管交界处

注：*，亚期；†，如果对"未分化"肿瘤的进一步检测显示有腺体成分，则将其归类为腺癌G3；‡，如果对"未分化"肿瘤的进一步检测显示有鳞状细胞成分，或者在进一步检测后仍未分化，则将其归类为鳞状细胞癌G3；***，以食管肿瘤的中心为定位标准。

表5-2 临床（cTNM）分期

临床分期	cT	cN	cM
鳞状细胞癌			
0	Tis	N0	M0
I	T1	N0~1	M0
II	T2	N0~1	M0
	T3	N0	M0
III	T3	N1	M0
	T1~3	N2	M0
IVA	T4	N0~2	M0
	T1~4	N3	M0
IVB	T1~4	N0~3	M1
腺癌			
0	Tis	N0	M0
I	T1	N0	M0
IIA	T1	N1	M0
IIB	T2	N0	M0

续表5-2

临床分期	cT	cN	cM
Ⅲ	T2	N1	M0
	T3~4a	N0~1	M0
ⅣA	T1~4a	N2	M0
	T4b	N0~2	M0
	T1~4	N3	M0
ⅣB	T1~4	N0~3	M1

第8版临床分期（cTNM）的实践应用

临床分期受限于影像学分辨率。当我们解释临床分期时，应考虑到每一种分期手段的效力及其局限性。

1. 位置

评估肿瘤位置（cL）是食管镜检查中的关键[1]。cL的定义已经从肿瘤上缘（第7版）改变为肿瘤中心（第8版），都是以到门齿的距离作为参照。临床上，肿瘤中心是通过肿瘤上下缘来确定的，这也决定了肿瘤的长度。了解颈段和上胸段食管癌的上界或下胸段和胃食管交界部癌的下界，对于治疗计划来说至关重要。此外，cL还可以通过胸部计算机断层扫描（CT）来判断[1]。

胃食管交界部（GEJ）癌分期的局限之处还在于，腺癌来源于食管还是胃仅仅取决于肿瘤位置的测定。为便于统计，这种"位置卡"的判断方法必须达成一致，因此，第8版中重新定义了GEJ：中心未超过齿状线以远2 cm的腺癌按照食管腺癌分期，超过者则按照胃癌分期[1]。相比于单纯的部位，胃食管交界部癌的基因分析能更准确地判断细胞来源[8-9]。肿瘤基因学分析将会成为第9版胃食管交界部癌分期的下一个焦点。

2. 组织学细胞类型

活检作为判断细胞类型的首要方法是强制性的。由于新辅助治疗或内镜下切除会妨碍未来再次对原发灶进行评估。因此，活检可能是唯一对细胞类型进行评估的机会。

大多数情况下，区分食管鳞状细胞癌和腺癌依赖于鉴别出鳞状上皮分化（角蛋白珠的形成，细胞间桥及富含毛玻璃样嗜酸性胞浆的细胞）或腺体结构形成的特征。然而，有限的活检组织和较低的分化会使这些差异难以鉴别。辅助的标记物有助于鉴别，如p63，p40及细胞角蛋白5/6是鳞状细胞癌分化的特征，而通过爱尔新蓝-PAS染色发现细胞内微量的黏蛋白则是腺癌的特征。

3. cG

cG对于cT1-2N0M0腺癌和cT2N0M0鳞状细胞癌患者的治疗决策很重要，也是一种预后的指标。遗憾的是，由于浅表活检样本只能提供有限的组织，不足以准确评估分化程度。因此活检样本的报告有时并不准确。

此外，以前并不要求对活检样本报告cG（表5-1）。而目前则应尽可能地依据世界卫生组织提出的标准进行肿瘤分化程度的分级[10-11]。高分化（G1）和中分化（G2）在不同的病理科医生之间容易出现偏差。低分化或印戒细胞的形态（G3）意味着预后不良[12]，因此必须在活检病理报告中以cG的形式记录。

4. cT

食管超声内镜（endoscopic ultrasound，EUS）可以详细检查食管壁各层，是目前进行cT分期的手段。食管壁在EUS中显示为高回声（白）和低回声（黑）的不同层次。第4层（低回声）的固有肌层对区分T1、T2及T3至关重要。如果未累及第4层，低回声的食管癌被认为是cT1。累及第4层则是cT2，超过第4层则为cT3。此外，EUS还被用来评估食管癌原发灶与邻近结构（在第4层和第5层之间）的比邻情况。如果累及到第5层则被认为是cT4。

用EUS区分T1或T2与T3或T4食管癌的效能指数是0.89，胃食管交界部癌则为0.91[13]。这些差别对于治疗决策的制订起关键性作用，T3~4食管癌很可能出现淋巴结转移并需要新辅助治疗，而T1~2期的食管癌淋巴结大多为阴性，只需要手术切除[14]。

临床上判定cT1~2期肿瘤就决定了后续治疗。更高频的EUS能够聚焦于更浅表的层次，这使得区分cT1a和cT1b成为可能。然而，大多数研究显示这一亚分类并不准确[15-18]，认为EUS对T2N0M0食管癌的分期不够可信[19-20]。因此判断cT1N0M0和cT2N0M0的病变我们需要更多的信息。对于T1N0M0的期别而言，内镜下黏膜切除术（endoscopic mucosal resection，EMR）及内镜黏膜下剥离术（endoscopic submucosal dissection，ESD）能非常有效地确认超声内镜cT1N0M0分期并可以进一步区分出cT1a和cT1b[18,21-23]。需要注意的是，EMR病理确认的T1仍然被认定为cT1，并非pT1[24]。

EMR和更多的影像学尚无法有效地对T2N0M0的食管癌进行准确分期。引入G分期，特别是发现cG3，会有助于决策制订和预后判断[6,21]。

5. cN

EUS、CT及氟脱氧葡萄糖正电子发射断层扫描（fluorodeoxyglucose positron emission tomography，FDG-PET）能够显示区域淋巴结，是评估cN的主要无创手段。但由于并非直接评估潜在的淋巴结转移，因此每种方法都具有一定的局限性。

EUS可以评估区域淋巴结的大小、形态、边界及其内部超声特点。大、圆、边界清晰及低回声的淋巴结最有可能存在转移。但基于EUS的评估方法是受到质疑的。在60%的pN+的患者群中，按照区域淋巴结>5 mm、圆形、边界清晰及中心低回声的EUS标准，其对于N+的特异性仅为20%，这意味着有80%的pN0食管癌被高估了分期[25]。

CT上显示的肿大淋巴结提示其存在转移。淋巴结的短轴较容易测量，胸腔及腹部超过1 cm的淋巴结被认为是肿大[26]。但是，单纯通过淋巴结大小来评估cN往往是不准确的[27]。假阴性的来源包括存在正常大小的转移淋巴结，淋巴结与病变紧邻从而难以同原发灶相区分。假阳性的结果源于非恶性的淋巴结肿大（如炎症）。在近期的一篇综述中，CT对于评估cN的敏感性为50%（41%~60%），特异性为83%（77%~89%）[28]。

FDG-PET对食管癌的代谢评估不仅取决于转移灶的大小，还取决于FDG摄取和减退的强度。理论上如果糖代谢能够聚集足够量的FDG，它或许就能发现显微镜下的转移。FDG-PET无法鉴别出邻近的N+及原发灶[29]，在评估中、下段食管癌的淋巴结时敏感性最低[30]。在一篇汇集了10项研究的Meta分析中，FDG-PET判断淋巴结的敏感性为57%（43%~70%），特异性为85%（76%~95%）[28]。由于其较高的特异性，因此PET的主要作用是用来确认cN0[31]。将CT与FDG-PET相结合对于增加准确率、敏感性、特异性及阴性预测值（NPV）收效甚微[32]；但其最大的作用在于能够将阳性预测值（PPV）从69%提高到82%。

这些影像手段在评估cN上的表现相近：EUS、CT和PET的准确性分别为66%、63%和68%，敏感性分别为42%、35%和35%，特异性分别为91%、93%和87%[33]。由此可见，cN的组织学确认对于准确的临床分期至关重要。AJCC强烈推荐采用超声内镜引导下的细针抽吸（EUS-FNA）活检[1]。在一项纳入171例患者的多中心研究中，对192个淋巴结进行了EUS-FNA[34]，判定cN的敏感性、特异性、PPV和NPV分别为92%、93%、100%和86%。在最近的一篇Meta分析中，EUS-FNA对于评估cN的敏感性为92%，特异性为86%，PPV和NPV分别可达100%和86%[28]。当FNA穿刺的淋巴结毗邻肿瘤时，其特异性会有所下降，因为针道可能因穿过肿瘤而导致污染[35]。11%~16%的EUS-FNA样本存在取材不足，在穿刺的同时进行细胞学检查能改善取材质量[36]。为了获得更加理想的临床分期，可能需要侵入性的淋巴结活检，如胸腔镜、腹腔镜或纵隔镜及活检。细胞学或病理学证实的区域淋巴结转移仍被视为cN而非pN[24]。

对于cN+的亚分类需要确定区域性转移淋巴结的数量。准确判断这一数量是可行的，该临床评估方法能预测生存[37-39]。

6. cM

EUS对于发现远处转移（cM1）的价值非常有限。远处脏器必须和上消化道直接相邻EUS才能有用武之地。EUS如发现腹水应警惕腹腔转移。

口服造影剂后的胸腹部增强CT可以被用来评估远处转移（cM），据报道其敏感性仅为37%~66%[40]。FDG-PET显像则会更准确一些。在一项评估cM1的对比研究中，FDG-PET的敏感性、特异性、整体准确率分别为69%、93%和84%，相比之下CT仅为46%、74%和63%[41]。FDG-PET/CT能够发现更多的远处转移。但是，同也时伴随着更多假阳性结果的出现，进而导致不必要检查的发生。与胸腹盆CT、EUS和颈部超声的传统综合性分期手段相比，FDG-PET/CT对临床分期的获益是有限的[1]。

AJCC推荐对cM1进行细胞学或组织病理学的确证[1]。如果病理上确诊远处转移，则分期是pM1而非cM1，这与cT和cN完全不同[1,24]。

7. 临床分期策略

食管胃十二指肠镜（esophagogastroduodenoscopy，EGD）及活检、EMR、ESD、EUS、EUS-FNA和FDG-PET/CT是临床评估食管及胃食管交界部癌的主要手段，任何单一的检查都是不够的，需要相互补充。完善这些检查的顺序并非一成不变，取决于可获得性、花费、日程安排、患者及医生的偏好。有2种常用的策略：第一种是EGD及活检/EMR/ESD，EUS和EUS-FNA来判定细胞类型（cG、cT、和cN），然后再用FDG-PET/CT进行cN和cM分期，内镜的各种操作一次性完成，以确保获得分期所需的各种信息，这种策略是非常有效但却昂贵的；第二种是先进行CT或FDG-PET/CT评估cM1，如果发现M1，便不再进行其他检查。对于cM0的患者，临床分期仅获取治疗决策所必需的数据。这一连贯的策略性价比高但并不一定有效，不能保证获得所有的临床分期因素（缺乏cTNM数据）。临床分期所使用的各种手段必须记录在患者病历中（表5-3）。

表5-3　注册表数据收集变量

临床分期（GEJ和活检、EUS、EUS-FNA、CT、PET/CT）
肿瘤长度
侵犯深度
侵犯淋巴结数，临床分期
侵犯淋巴结数，病理分期
淋巴结定位，临床分期
淋巴结定位，病理分期
转移部位（如果适用）
是否存在跳跃性病变：T（m）
神经侵袭
LVI（淋巴管、血管、两者）
结外扩散
手术方式
化疗
放化疗（ypTNM）
手术切缘（阴性R0，镜下+R1，肉眼+R2）
腺癌的HER2状态（阳性或阴性）

注：GEJ，胃食管交界部；EUS，食管超声内镜；EUS-FNA，食管超声内镜下细针穿刺；CT，计算机断层扫描；PET，正电子发射断层扫描；LVI，脉管侵犯。

8. 临床分期与治疗决策

临床分期利于治疗决策，并有助于提供精准的肿瘤治疗。但如上述，临床分期往往不能真实反映病理分期。因此，应尽可能地补充信息以求增加临床分期的准确性。cT1N0M0和cT2N0M0的食管癌分期中需加入cG和EMR的结果，并亟须进一步的研究。对转移灶进行病理学确证能使cN1和cM1的食管癌患者获益。未来的决策过程有赖于新的临床分期手段及肿瘤治疗方法的出现。

9. 预后判断

cTNM的预后与病理分期的不同组别的生存曲线是"纠缠在一起的"[2-3,5-6]。这是由多种因素所导致，包括未使用或无效使用临床分期手段，低估了临床早期病变，高估了临床晚期病变以及对进展期癌新辅助治疗效果的不可预见性等。这也导致了生存率的"均值回归"，和基于pTNM的分期有较大出入。因此，使用临床分期进行预后判断是粗糙或不够准确的。

三、第8版病理分期

　　肿瘤分期起初是针对未经治疗的病例，而且疾病进展的程度仅仅通过临床检查手段来判断和记录[42]。然而临床分期往往不够准确，因此食管切除术后的病理分期成为所有食管癌分期的唯一标准。第8版分期的数据分析显示，由于应用单纯的切除（食管切除术或内镜下切除术）后病理分期组别，预后差异显著，因此不同的病理类型沿用同一分期是不准确的（表5-4）[5-7]。

表5-4　病理（pTNM）分期

病理分期	pT	pN	pM	p分化	p定位
鳞状细胞癌					
0	Tis	N0	M0	N/A	任何
ⅠA	T1a	N0	M0	G1，X	任何
ⅠB	T1b	N0	M0	G1，X	任何
	T1	N0	M0	G2~3	任何
	T2	N0	M0	G1	任何
ⅡA	T2	N0	M0	G2~3，X	任何
	T3	N0	M0	任何	下
	T3	N0	M0	G1	上/中
ⅡB	T3	N0	M0	G2~3	上/中
	T3	N0	M0	X	任何
	T3	N0	M0	任何	X
	T1	N1	M0	任何	任何
ⅢA	T1	N2	M0	任何	任何
	T2	N1	M0	任何	任何
ⅢB	T4a	N0~1	M0	任何	任何
	T3	N1	M0	任何	任何
	T2~3	N2	M0	任何	任何
ⅣA	T4a	N2	M0	任何	任何
	T4b	N0~2	M0	任何	任何
	T1~4	N3	M0	任何	任何
ⅣB	T1~4	N0~3	M1	任何	任何

续表5-4

病理分期	pT	pN	pM	p分化	p定位
腺癌					
0	Tis	N0	M0	N/A	
ⅠA	T1a	N0	M0	G1，X	
ⅠB	T1a	N0	M0	G2	
	T1b	N0	M0	G1~2，X	
ⅠC	T1	N0	M0	G3	
	T2	N0	M0	G1~2	
ⅡA	T2	N0	M0	G3，X	
ⅡB	T1	N1	M0	任何	
	T3	N0	M0	任何	
ⅢA	T1	N2	M0	任何	
	T2	N1	M0	任何	
ⅢB	T4a	N0~1	M0	任何	
	T3	N1	M0	任何	
	T2~3	N2	M0	任何	
ⅣA	T4a	N2	M0	任何	
	T4b	N0~2	M0	任何	
	T1~4	N3	M0	任何	
	T1~4	N0~3	M1	任何	

注：N/A，不适用；X，不确定。

由于目前新辅助治疗已经替代了单纯的食管切除术，因此病理学分期正在失去对进展期食管癌的临床参考价值。但对于早期食管癌，病理分期仍然是肿瘤相关因素及预后最准确的反映。

第8版病理分期（pTNM）的实践应用

1. 切除

在切除前，术者及内镜医生必须确认肿瘤中心点的位置（pL）。完整切除原发灶已经无须赘述。足够的切除范围包括获得满意的切缘，保留所有的切面，尤其是环周切缘。环周切缘阳性的定义取决于所采用的病理报告系统。英国皇家病理学院将R1（显微镜下阳性）定义为肿瘤距切缘1 mm以内[43]。美国病理学家协会则将R1定义为切缘显微镜下受累[44]。近期一项数据分析研究显示，有10%的食管切除患者切缘为阳性[45]。切缘阳性率越大cT分期就越高。未能完整切除的患者预后明显更差，尽管辅助放疗据称能改善生存，但临床实际效果却微乎其微。

为了避免切缘假阳性，应避免在原发灶区域进行食管旁软组织的分离。对任何临床或术中怀疑的切缘阳性，应立即进行术中病理会诊，并对有疑问的切缘进行冰冻病理检查[46]。如切缘证实为阳性，在可能的情况下应扩大切除范围以保证切缘阴性。

淋巴结清扫应基于新的第8版AJCC区域淋巴结图谱进行[1]。明确pN和获得理想的生存所对应的淋巴结清扫数量是不同的。因此，在术中需要寻求两者的平衡[14]。为发现不寻常的早期食管癌（注：这里应该是指T分期早期的食管癌）区域淋巴结转移，需要切除更多的淋巴结。pN分期升高与pT分期、病变长度、分化不良的程度、切除的淋巴结数量呈正相关。为了获得确切的N分期，对于<2.5 cm的病变来说，理想的淋巴结清扫数目为60，对于更大的病变淋巴结清扫数目只需20（因为更小的病变，淋巴结转移的比率较低，所以需要切除更多的淋巴结才能准确分期，而较晚的病变即使清除的淋巴结很少，也可以很大程度上获得足够确诊的阳性淋巴结）。然而，不同的淋巴结清扫策略可能会对进展期食管癌带来治疗（生存）获益[47]。为获得最大的生存获益，理想的淋巴结清扫需遵循的简单原则是pT1切除10个区域淋巴结，pT2切除20个区域淋巴结，pT3切除≤30个区域淋巴结。准确计数切除淋巴结的数量对于评估切除质量和判断预后很重要。如果术中淋巴结被切碎，外科医生必须在切碎的标本上写明区域淋巴结的个数。

2. 切除标本的处理

准确的病理分期依赖于仔细地在大体标本上测量肿瘤尺寸、外形、结构、位置、切缘距离（近端、远端和环周切缘）和切除的淋巴结个数。标本上标记出外膜面，有利于显微镜下评估pT和R。

淋巴结清扫是病理分期的主要部分，理想的淋巴结分期基于所切除淋巴结的数量和病理科医生的剔除技巧。食管旁（外膜）的软组织应完全切除。在取得食管癌组织的全层切片并明确外膜侵犯最深处之后，才能进行淋巴结采取。如果不遵循这一操作会导致环周切缘假阳性出现。在淋巴结组织以独立标本呈交的病例中，淋巴结数量包括有无外侵的淋巴结都应在病理报告中标明。在淋巴结组织破碎的病例中，如果外科医生未标明数量，要准确计数淋巴结是不可能的，这也应记录在案。

美国胃肠病学院已将EMR视为一种针对巴雷特食管黏膜病变的诊断和治疗手段[48]。EMR可以提供更大的包含黏膜下层的完整标本，以便对浅表食管腺癌患者的pG、pT及脉管侵犯作出准确的病理评估。为了便于准确分期，标本应定位并固定于软木板上，在墨汁标记侧切缘及底切缘后进行连续切片。评估EMR标本是富有挑战的，因为标本边缘常呈现人为的热损伤并易于蜷曲。这会妨碍对侧面黏膜边缘的准确评估。双重黏膜肌层常见于巴雷特相关食管腺癌，会导致将侵入两层黏膜肌层中间的病变误认为侵入黏膜下层[49]。只有当病变浸透被第2层黏膜肌层时才能被认定为pT1b，受累的层次中应包含黏膜下腺体或毗邻非黏膜层可见的大管径动脉分支。

ESD是一种用于肿瘤整块切除的内镜下技术。那些>15 mm或难以"提起"的肿瘤很可能已侵及黏膜下层[22]。与EMR的标本相类似，ESD标本的组织定位有助于关键性的区分pT1a和pT1b[23]。

3. 病理分期与决策

理论上，病理分期有助于临床决策，为食管切除术后的患者提供精准的肿瘤治疗。然而，在此指导下的术后辅助治疗需要更有效的治疗方案。

4. 病理分期与预后判断

pTNM分期是所有分期中与预后相关性最好的，除了0期（AJCC定义为局限于pTis），组别或亚组分组越高预后越差。亚组化将组和亚组之间的生存差异最大化地呈现出来。除了晚期的组别，其他组内生存一致性很好。晚期患者的生存差异需要细分更多的pN亚组来体现，但在临床上意义不大，因为超过7个区域淋巴结转移（N3）的患者生存非常差。综上所述，通过病理分期判断预后是所有分期中最精确的。结合肿瘤及患者的各个因素，我们可以在预测模型中个体化地判断预后。

四、第8版新辅助治疗后分期

第8版更新在于对接受新辅助治疗的患者进行分期，并对切除标本病理进行评估。增加这一内容的原因在于：没有对应于特殊的新辅助治疗后ypT0N0-3M0和ypTisN0-3M0期的病理（pTNM）分期，无类似的分期组，并且这些分期之间有显著不同的生存状况。ypTNM的生存与相对应的pTNM分期截然不同：ypTNM组间的生存差异较小，生存曲线显著压低，早期ypTNM的组别较同等期别的pTNM预后明显更差，进展期ypTNM组与相对应的pTNM组预后相比也更差。不同细胞类型的分期组别则是相同的（表5-5）。

表5-5　新辅助治疗后（ypTNM）分期

新辅助治疗后分期	ypT	ypN	ypM
Ⅰ	T0~2	N0	M0
Ⅱ	T3	N0	M0
ⅢA	T0~2	N1	M0
ⅢB	T4a	N0	M0
	T3	N1~2	M0
	T0~3	N2	M0
ⅣA	T4a	N1~2，X	M0
	T4b	N0~2	M0
	T1~4	N3	M0
ⅣB	T1~4	N0~3	M1

注：X，不能确定。

第8版新辅助治疗后分期（ypTNM）的实践应用

1. 切除

　　和pTNM一样，充分切除并保留切缘及充分的淋巴结清扫是保证切除范围的关键。淋巴结清扫是否影响新辅助治疗后患者的生存尚未被证实[4,50]，但这并不影响淋巴结清扫的范围。

2. 切除标本的处理

　　食管癌的大体外观依照新辅助治疗的效果不同差异较大。对于反应较差的，病变显而易见，取材同未经治疗的或单纯食管切除术后的病变相类似。对于反应较好的，病变会呈现溃疡或黏膜不规则。癌床应完整呈交，用于病理学评估。

　　解剖标志模糊是判断ypT的一大挑战，尤其是胃食管交界部癌[51]。在某些医院中，食管的外膜与胃的浆膜面以不同颜色标记，以此来判断具体解剖部位及ypT[52]。随着基因分析判别食管癌细胞来源的普及，这种做法将会逐渐被淘汰。

　　新辅助治疗会引起诸多的组织学改变，包括溃疡、管腔纤维化、脱细胞黏蛋白池及营养不良性钙化。癌细胞必须与反应性间质细胞和巨噬细胞相区别。无论何种细胞类型，残余的癌细胞常表现为增大的、不规则的、深染的细胞核（致密均一的核染色质形式）及大量的胞浆。残余癌细胞偶尔会表现出神经内分泌表型或鳞状细胞癌的特征。这些病灶在判定ypT时也应被考虑在内[53]。

　　新辅助治疗后的组织病理学改变会阻碍肿瘤分化程度的判定，尤其是在残余肿瘤很小的情况下。这也说明了术前活检判定分化程度的重要性。无细胞的黏蛋白池不应用于判定pT或R[53]。

由Mandard等[54]描述的肿瘤的衰退分级被广泛应用于评价治疗的反应性。由Ryan等[55]提出的三级制肿瘤衰退分级系统在病理医生评估经治的直肠癌时显示出良好的可复制性，已被纳入美国病理学家协会的模版之中。

在接受新辅助治疗的患者中，淋巴结会萎缩且在大体上难于辨认。在这些病例中，组织学评估大部分食管旁组织有助于发现大体上不可触及的淋巴结。经过治疗，淋巴结实质内可见纤维化、淋巴细胞缺失及无细胞黏蛋白池，有这些改变而未见任何癌细胞的淋巴结应被视为转移阴性（ypN0）。免疫组化染色，例如细胞角蛋白AE1/AE3，或许可以确证少量癌细胞的残余。但由于可能存在假阳性的情况，这还需要结合形态学表现来综合判断。

3. 新辅助治疗后分期与决策

目前，ypTNM对于后续治疗决策的作用还较为局限。但对腺癌而言，增加术后辅助化疗能使转移淋巴结残留（ypN+）的患者得到生存获益[56]。为实现肿瘤的精准化治疗，我们仍需要在针对性的新辅助治疗及辅助治疗方面进行更进一步的研究。

4. 新辅助治疗后分期与预后判断

在引入第8版ypTNM食管癌分期之后，我们看到新辅助治疗后患者的预后是特殊的，与其他分期并不相同。

声明

本文作者宣称无任何利益冲突。

参考文献

[1]   Rice TW, Kelsen DP, Blackstone EH, et al. Esophagus and esophagogastric junction. In: Amin MB, Edge SB, Greene FL, et al., editors. AJCC Cancer Staging Manual, 8th ed[M]. New York: Springer, 2017: 185-202.

[2]   Rice TW, Chen LQ, Hofstetter WL, et al. Worldwide Esophageal Cancer Collaboration: pathologic staging data[J]. Dis Esophagus, 2016, 29: 724-733.

[3]   Rice TW, Apperson-Hansen C, DiPaola LM, et al. Worldwide Esophageal Cancer Collaboration: clinical staging data[J]. Dis Esophagus, 2016, 29: 707-714.

[4]   Rice TW, Lerut TE, Orringer MB, et al. Worldwide Esophageal Cancer Collaboration: neoadjuvant pathologic staging data[J]. Dis Esophagus, 2016, 29: 715-723.

[5]   Rice TW, Ishwaran H, Hofstetter WL, et al. Recommendations for pathologic staging (pTNM)

of cancer of the esophagus and esophagogastric junction for the 8th edition AJCC/UICC staging manuals[J]. Dis Esophagus, 2016, 29: 897-905.

[6]　Rice TW, Ishwaran H, Blackstone EH, et al. Recommendations for clinical staging (cTNM) of cancer of the esophagus and esophagogastric junction for the 8th edition AJCC/UICC staging manuals[J]. Dis Esophagus, 2016, 29: 913-919.

[7]　Rice TW, Ishwaran H, Kelsen DP, et al. Recommendations for neoadjuvant pathologic staging (ypTNM) of cancer of the esophagus and esophagogastric junction for the 8th edition AJCC/UICC staging manuals[J]. Dis Esophagus, 2016, 29: 906-912.

[8]　Cancer Genome Atlas Research Network. Comprehensive molecular characterization of gastric adenocarcinoma[J]. Nature, 2014, 513: 202-209.

[9]　Hayakawa Y, Sethi N, Sepulveda AR, et al. Oesophageal adenocarcinoma and gastric cancer: should we mind the gap?[J]. Nat Rev Cancer, 2016, 16: 305-318.

[10]　Montgomery E, Field JK, Boffetta P. Squamous cell carcinoma of the oesophagus. In: Bosman FT, Carneiro F, Hruban RH, et al., editors. WHO Classification of Tumours of the Digestive System, 4th edition[M]. Lyon: International Agency for Research on Cancer, 2010: 18-24.

[11]　Flejou JF, Odze RD, Montgomery E, et al. Adenocarcinoma of the oesophagus. In: Bosman FT, Carneiro F, Hruban RH, et al., editors. WHO Classification of Tumours of the Digestive System, 4th edition[M]. Lyon: International Agency for Research on Cancer, 2010: 25-31.

[12]　Chirieac LR, Swisher SG, Correa AM, et al. Signet-ring cell or mucinous histology after preoperative chemoradiation and survival in patients with esophageal or esophagogastric junction adenocarcinoma[J]. Clin Cancer Res, 2005, 11: 2229-2236.

[13]　Kelly S, Harris KM, Berry E, et al. A systematic review of the staging performance of endoscopic ultrasound in gastro-oesophageal carcinoma[J]. Gut, 2001, 49: 534-539.

[14]　Rice TW, Ishwaran H, Hofstetter WL, et al. Esophageal Cancer: Associations With (pN+) Lymph Node Metastases[J]. Ann Surg, 2017, 265: 122-129.

[15]　Barbour AP, Rizk NP, Gerdes H, et al. Endoscopic ultrasound predicts outcomes for patients with adenocarcinoma of the gastroesophageal junction[J]. J Am Coll Surg, 2007, 205: 593-601.

[16]　Blackshaw G, Lewis WG, Hopper AN, et al. Prospective comparison of endosonography, computed tomography, and histopathological stage of junctional oesophagogastric cancer[J]. Clin Radiol, 2008, 63: 1092-1098.

[17]　Murata Y, Napoleon B, Odegaard S. High-frequency endoscopic ultrasonography in the evaluation of superficial esophageal cancer[J]. Endoscopy, 2003, 35: 429-435; discussion 436.

[18]　Puli SR, Reddy JB, Bechtold ML, et al. Staging accuracy of esophageal cancer by endoscopic ultrasound: a meta-analysis and systematic review[J]. World J Gastroenterol, 2008, 14: 1479-1490.

[19]　Rice TW, Mason DP, Murthy SC, et al. T2N0M0 esophageal cancer[J]. J Thorac Cardiovasc Surg, 2007, 133: 317-324.

[20]　Hardacker TJ, Ceppa D, Okereke I, et al. Treatment of clinical T2N0M0 esophageal cancer[J]. Ann Surg Oncol, 2014, 21: 3739-3743.

[21]　Thota PN, Sada A, Sanaka MR, et al. Correlation between endoscopic forceps biopsies and endoscopic mucosal resection with endoscopic ultrasound in patients with Barrett's esophagus with high-grade dysplasia and early cancer[J]. Surg Endosc, 2017, 31: 1336-1341.

[22] Pimentel-Nunes P, Dinis-Ribeiro M, Ponchon T, et al. Endoscopic submucosal dissection: European Society of Gastrointestinal Endoscopy (ESGE) Guideline[J]. Endoscopy,2015,47: 829-854.

[23] Yang D, Coman RM, Kahaleh M, et al. Endoscopic submucosal dissection for Barrett's early neoplasia: a multicenter study in the United States[J]. Gastrointest Endosc,2016. [Epub ahead of print].

[24] Gress DM, Edge SB, Greene FL, et al. Principles of Cancer Staging. In: Amin MB, Edge SB, Greene FL, et al., editors. AJCC Cancer Staging Manual,8th ed[M]. New York: Springer, 2017: 3-30.

[25] Kutup A, Link BC, Schurr PG, et al. Quality control of endoscopic ultrasound in preoperative staging of esophageal cancer[J]. Endoscopy,2007,39: 715-719.

[26] van Overhagen H, Becker CD. Diagnosis and staging of carcinoma of the esophagus and gastroesophageal junction, and detection of postoperative recurrence, by computed tomography. In: Meyers M, editor. Neoplasms of the digestive tract. Imaging, staging and management[M]. Philadelphia: Lippincott-Raven,1998: 31-48.

[27] Doi N, Aoyama N, Tokunaga M, et al. Possibility of pre-operative diagnosis of lymph node metastasis based on morphology[J]. Hepatogastroenterology,1999,46: 977-980.

[28] van Vliet EP, Heijenbrok-Kal MH, Hunink MG, et al. Staging investigations for oesophageal cancer: a meta-analysis[J]. Br J Cancer,2008,98: 547-557.

[29] Flanagan FL, Dehdashti F, Siegel BA, et al. Staging of esophageal cancer with 18F-fluorodeoxyglucose positron emission tomography[J]. AJR Am J Roentgenol,1997,168: 417-424.

[30] Kato H, Kuwano H, Nakajima M, et al. Comparison between positron emission tomography and computed tomography in the use of the assessment of esophageal carcinoma[J]. Cancer, 2002,94: 921-928.

[31] Flamen P, Lerut A, Van Cutsem E, et al. Utility of positron emission tomography for the staging of patients with potentially operable esophageal carcinoma[J]. J Clin Oncol,2000,18: 3202-3210.

[32] Roedl JB, Blake MA, Holalkere NS, et al. Lymph node staging in esophageal adenocarcinoma with PET-CT based on a visual analysis and based on metabolic parameters[J]. Abdom Imaging,2009,34: 610-617.

[33] Choi J, Kim SG, Kim JS, et al. Comparison of endoscopic ultrasonography (EUS), positron emission tomography (PET), and computed tomography (CT) in the preoperative locoregional staging of resectable esophageal cancer[J]. Surg Endosc,2010,24: 1380-1386.

[34] Wiersema MJ, Vilmann P, Giovannini M, et al. Endosonography-guided fine-needle aspiration biopsy: diagnostic accuracy and complication assessment[J]. Gastroenterology, 1997,112: 1087-1095.

[35] Bergman JJ. The endoscopic diagnosis and staging of oesophageal adenocarcinoma[J]. Best Pract Res Clin Gastroenterol,2006,20: 843-866.

[36] Giovannini M, Seitz JF, Monges G, et al. Fine-needle aspiration cytology guided by endoscopic ultrasonography: results in 141 patients[J]. Endoscopy,1995,27: 171-177.

[37] Natsugoe S, Yoshinaka H, Shimada M, et al. Number of lymph node metastases determined

by presurgical ultrasound and endoscopic ultrasound is related to prognosis in patients with esophageal carcinoma[J]. Ann Surg, 2001, 234: 613-618.

[38] Chen J, Xu R, Hunt GC, et al. Influence of the number of malignant regional lymph nodes detected by endoscopic ultrasonography on survival stratification in esophageal adenocarcinoma[J]. Clin Gastroenterol Hepatol, 2006, 4: 573-579.

[39] Twine CP, Roberts SA, Rawlinson CE, et al. Prognostic significance of the endoscopic ultrasound defined lymph node metastasis count in esophageal cancer[J]. Dis Esophagus, 2010, 23: 652-659.

[40] Li Z, Rice TW. Diagnosis and staging of cancer of the esophagus and esophagogastric junction[J]. Surg Clin North Am, 2012, 92: 1105-1126.

[41] Luketich JD, Friedman DM, Weigel TL, et al. Evaluation of distant metastases in esophageal cancer: 100 consecutive positron emission tomography scans[J]. Ann Thorac Surg, 1999, 68: 1133-6; discussion 1136-1137.

[42] International Union Against Cancer (UICC). TNM Classification of Malignant Tumours[M]. Geneva, 1968.

[43] The Royal College of Pathologists. Dataset for the histopathological reporting of oesophageal carcinoma, 2nd edition[M]. London: The Royal College of Pathologists, 2007.

[44] College of American Pathologists. Protocol for the examination of specimens from patients with carcinoma of the oesophagus[M]. Northfield: College of American Pathologists, 2009. Available online: goo.gl/lytw6I

[45] Javidfar J, Speicher PJ, Hartwig MG, et al. Impact of Positive Margins on Survival in Patients Undergoing Esophagogastrectomy for Esophageal Cancer[J]. Ann Thorac Surg, 2016, 101: 1060-1067.

[46] Liu X, Rice TW, Xiao SY, et al. Diagnostic problems during esophageal and gastric surgery. In: Marchevsky AM, Balzer BL, Abdul-Karim FW, editors. Intraoperative consultation[M]. Philadelphia: Elsevier, 2015: 154-168.

[47] Rizk NP, Ishwaran H, Rice TW, et al. Optimum lymphadenectomy for esophageal cancer[J]. Ann Surg, 2010, 251: 46-50.

[48] Shaheen NJ, Falk GW, Iyer PG, et al. ACG Clinical Guideline: Diagnosis and Management of Barrett's Esophagus[J]. Am J Gastroenterol, 2016, 111: 30-50; quiz 51.

[49] Lewis JT, Wang KK, Abraham SC. Muscularis mucosae duplication and the musculo-fibrous anomaly in endoscopic mucosal resections for barrett esophagus: implications for staging of adenocarcinoma[J]. Am J Surg Pathol, 2008, 32: 566-571.

[50] Koen Talsma A, Shapiro J, Looman CW, et al. Lymph node retrieval during esophagectomy with and without neoadjuvant chemoradiotherapy: prognostic and therapeutic impact on survival[J]. Ann Surg, 2014, 260: 786-792; discussion 792-793.

[51] Chang F, Deere H, Mahadeva U, et al. Histopathologic examination and reporting of esophageal carcinomas following preoperative neoadjuvant therapy: practical guidelines and current issues[J]. Am J Clin Pathol, 2008, 129: 252-262.

[52] Wu TT, Chirieac LR, Abraham SC, et al. Excellent interobserver agreement on grading the extent of residual carcinoma after preoperative chemoradiation in esophageal and esophagogastric junction carcinoma: a reliable predictor for patient outcome[J]. Am J Surg

Pathol,2007,31：58-64.

[53] Hornick JL，Farraye FA，Odze RD. Prevalence and significance of prominent mucin pools in the esophagus post neoadjuvant chemoradiotherapy for Barrett's-associated adenocarcinoma[J]. Am J Surg Pathol,2006,30：28-35.

[54] Mandard AM，Dalibard F，Mandard JC，et al. Pathologic assessment of tumor regression after preoperative chemoradiotherapy of esophageal carcinoma. Clinicopathologic correlations[J]. Cancer,1994,73：2680-2686.

[55] Ryan R，Gibbons D，Hyland JM，et al. Pathological response following long-course neoadjuvant chemoradiotherapy for locally advanced rectal cancer[J]. Histopathology,2005, 47：141-146.

[56] Burt BM，Groth SS，Sada YH，et al. Utility of Adjuvant Chemotherapy After Neoadjuvant Chemoradiation and Esophagectomy for Esophageal Cancer[J]. Ann Surg,2016. [Epub ahead of print].

译者：张晔，中国医学科学院北京协和医院
审校：姜宏景，天津医科大学肿瘤医院

Cite this article as: Rice TW, Patil DT, Blackstone EH. 8th edition AJCC/UICC staging of cancers of the esophagus and esophagogastric junction: application to clinical practice. Ann Cardiothorac Surg 2017;6(2):119-130. doi: 10.21037/acs.2017.03.14

第六章　食管癌概述

Ghulam Abbas[1], Mark Krasna[2]

[1]Minimally Invasive Thoracic Surgery-Meridian Health, Red Bank, USA; [2]Corporate Medical Director of Oncology, Meridian Cancer Care, Clinical Professor of Surgery, Rutgers-Robert Wood Johnson Medical School, Jersey Shore University Medical Center, Ackerman South rm 553, 1945 rt 33 Neptune, USA

Correspondence to: Ghulam Abbas, MD, MHCM, FACS. Director, Minimally Invasive Thoracic Surgery, Meridian Health, 1 Riverview Plaza, Red Bank, NJ 07701, USA. Email: Ghulam.Abbas@hackensackmeridian.org.

摘要：食管癌是一种以男性患者为主的侵袭性恶性肿瘤，也是造成世界范围内癌症相关死亡的主要原因。鳞状细胞癌和腺癌是食管癌两种主要的组织学类型，各自具有不同的地区和种族分布特点。在全球范围内，鳞状细胞癌仍然是最常见的组织学类型。然而，在西方国家腺癌已成为主要的组织学亚型，这与肥胖、胃食管反流病和巴雷特食管（Barrett's esophagus，BE）发病率的增加有关。巴雷特食管所致食管腺癌的风险取决于基因不稳定性、种族和性别等因素。食管癌的治疗需要多学科团队的合作，最佳治疗方案仍存在争议。射频消融、内镜下黏膜切除术和内镜黏膜下剥离术已成为巴雷特食管和早期食管癌的标准治疗方法。按不同顺序组合的多模式治疗仍然是大多数患者的主要治疗方案，包括化疗、单纯放疗或放疗后行外科手术治疗。微创手术已成为食管切除的标准术式，目前已有文献证实其肿瘤学疗效与传统术式相同，并降低了并发症发生率。近来，食管癌患者的总生存率已有了一定程度的提高。

关键词：食管癌；流行病学；危险因素；诊断；治疗

View this article at: http://dx.doi.org/10.21037/acs.2017.03.03

一、引言

食管癌仍然是一种严重威胁生命的恶性肿瘤，5年总生存率为15%~20%[1-2]。80%的食管癌发生在鳞状细胞癌更为常见的发展中国家，所以在全球范围内食管鳞状细胞癌（esophageal squamous cell cancer，ESCC）是主要的组织学亚型。全球食管鳞状细胞癌的发病率大致保持稳定，占2012年食管癌病例总数的87%[3]。而在包括北美、西欧和澳大利亚在内的西方国家，食管腺癌（esophageal adenocarcinoma，EAC）已成为食管癌最常见的组织学亚型[4]。这些地区的鳞状细胞癌的发病率有所下降。

二、流行病学与危险因素

在全球范围内，食管癌的发病率在癌症中居第8位，死亡率居第6位[5]。食管癌高发区域沿着两个地理带分布，一个是从中国中北部到中亚各共和国再到伊朗北部，另一个则是从东非到南非。超过半数的食管癌相关死亡发生在中国[6]。

西方国家的食管癌在流行病学上发生了显著的变化。下段食管腺癌比食管上1/3和中1/3的鳞状细胞癌更加常见。在中国，EAC的发病率仍然很低，为1.5%~4.5%。在美国，白人男性中EAC的发生率从1973年的0.4/10万人增加到2012年的2.8/10万人。英国、澳大利亚和北欧国家也出现了类似的增长。在这些国家中，白人男性中ESCC与EAC的比值从1975年的4.7:1减少到1996—1998年的0.43:1[7-8]。在此期间，EAC的发病率每年增长8%~10%，但是近期有所下降[9]。在西方国家和一些发展中国家EAC发病率如此显著增长的原因与胃食管反流病及肥胖的增多有关，此为EAC的危险因素[10]。

（一）性别

食管癌患者以男性为主。世界范围内，男性ESCC患者是女性患者的2~3倍。一般说来，以男性患者为主的特征在EAC这一组织学亚型中更为显著[6]。一项全球评估显示，食管癌患者中，男性是女性的4.4倍，范围从撒哈拉以南非洲的1.7倍到北美的8.5倍。在美国，自1973—2012年76%的腺癌患者发生于白人男性[11]。这种趋势不包括伊朗，在伊朗EAC的发病率男性和女性基本相似[12]。

《食管外科》电子书

世界各国知名专家荟萃，带来食管癌治疗全新视野。

emed.amegroups.cn/topic/224

《食管外科》电子书
在线选读您需要的图书章节

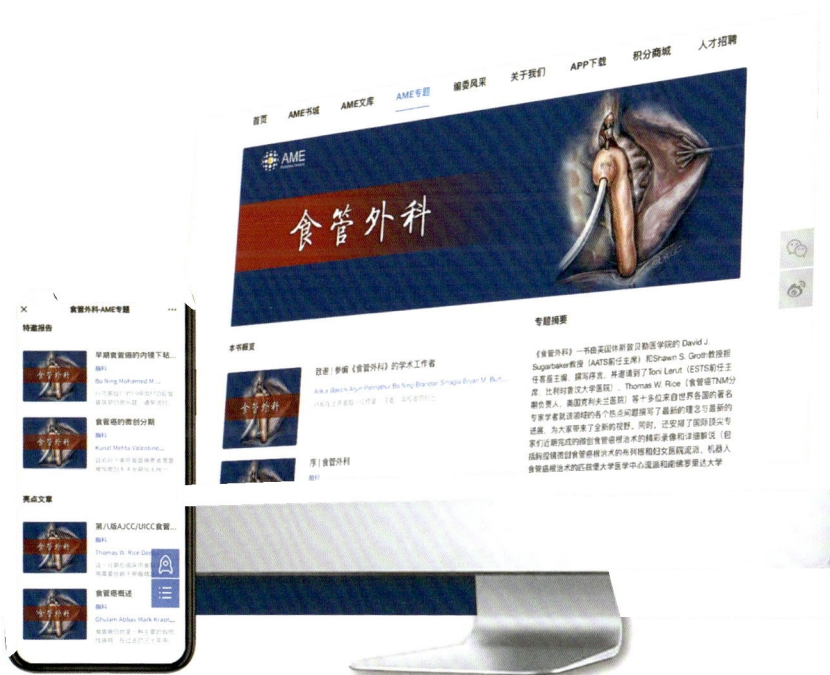

（二）种族

EAC在高加索人中的发病率是非裔美国人、亚洲人/太平洋岛居民和美国原住民的4~5倍[10]。1992—1998年，食管癌的发病率仅在高加索人群中增加。一项针对移民美国华裔的食管癌流行病学研究发现，被诊断为食管癌的患者中，81%是 ESCC，只有18%是EAC[13]。证实ESCC在这些华裔移民中比在高加索裔美国人中更常见，同时EAC在该人群中的发病率显著高于在中国生活的华人，这提示了生活方式和饮食因素在EAC的发展中起作用。

（三）肥胖

EAC发病率的迅速增加与西方肥胖率的增加是同步的。各种观察性研究、系统性回顾和Meta分析已经显示并证实了肥胖与EAC之间的关系。体质指数（body mass index，BMI）的增加与EAC已被证明是剂量依赖性关系[14]。BMI为30或更高的患者与BMI为22或更低的患者相比，患EAC的风险大约高出16倍。研究还表明，腰围的增加与食管腺癌风险的增加呈剂量依赖性关系，不依赖于BMI[15]。这可能解释了EAC男性患者的特点，因为腹型肥胖在男性中更为常见。虽然这种联系的病理、生理基础尚不清楚，但可能的机制包括肥胖引起的腹内压升高，导致胃食管反流以及食管炎的发生，进而诱发巴雷特食管。众所周知肥胖还会通过引起激素失衡而产生致癌作用。

（四）幽门螺杆菌

有趣的是，幽门螺杆菌感染被认为对食管腺癌具有预防作用。流行病学研究表明，幽门螺杆菌感染与EAC呈负相关[16-18]。

有两种可能的机制。首先，幽门螺杆菌感染导致萎缩性胃炎和胃酸分泌的减少。其次，它通过产生氨中和胃酸。这些使下段食管的胃酸暴露减少，进而降低食管炎和EAC发生的概率[19]。西方人群幽门螺杆菌感染率的下降可能是EAC发病率上升的原因之一。

（五）吸烟和饮酒

吸烟与ESCC密切相关，最近全球吸烟人数的减少可以解释ESCC发病率略有下降[20]，饮酒也与ESCC的发展有关，但吸烟和饮酒与EAC的关联性则不那么明确。

（六）人乳头状瘤病毒

人乳头状瘤病毒（human papilloma virus，HPV）感染在食管癌发生发展中

的作用长期以来一直受到人们的关注。虽然HPV已被广泛研究，但是ESCC中HPV的总体感染率仍然存在争议，也有许多研究试图解决这个问题。根据最近的Meta分析和回顾，全球HPV-ESCC感染率为11.7%~38.9%[20]。

众所周知HPV与口咽部鳞状细胞癌有关，而口腔黏膜鳞状上皮与上段食管之间的组织学相似性提示，HPV与食管鳞状细胞癌可能也有类似的联系。HPV相关癌症中最常发现的HPV类型是HPV16和HPV18。研究表明，HPV16和ESCC之间有显著的关联，但与HPV18无关[21]。HPV流行与ESCC高发区密切相关，但在美国等西方国家，HPV-ESCC感染率很低（5%~15%）[22]。虽然有文献支持HPV感染与ESCC发展的关联，但是缺乏确凿的证据来确定其病因学作用。

（七）胃食管反流病

胃食管反流病（gastro-esophageal reflux disease，GERD）是巴雷特食管和EAC已知的一个危险因素。有Meta分析证实，每周发生GERD症状使食管腺癌的发生风险增加5倍，而每日发生GERD症状使食管腺癌的发生风险增加7倍[23]。另外，丹麦一项研究报告显示，只有21%的EAC患者出现反流症状。根据瑞典住院登记资料显示，如果患者经内镜确诊为食管炎，那么其患EAC的风险将增加9倍[24]。

（八）巴雷特食管

虽然巴雷特食管患者每年发生EAC的绝对风险为0.12%，而不是先前预计的0.5%，但其发病率增加了30~60倍[25]。男性巴雷特食管的发病率是女性的2~3倍，性别也是转变为恶性肿瘤的独立危险因素。保守估计在无不典型增生的情况下，巴雷特食管发展为EAC的10年累积风险是3%~6%，存在低度不典型增生的情况下是7%~13%[26-27]。另外，在多达40%的病例中，高度不典型增生可以等同于显微镜下的腺癌，尤其是在巴雷特病变节段是结节性的情况下。

目前巴雷特食管发生EAC的危险分层依赖于组织学分类和不典型增生分级。然而，仅依靠组织学不能评估组织学不一致或非不典型增生者的风险。近来，人们热衷于利用基因异常来鉴别不典型增生的巴雷特食管患者是否将会进展到EAC。通过巴雷特食管活检中的突变负荷来衡量基因组不稳定的程度，可以预测巴雷特食管向EAC进展的风险，否则仅根据组织学发现就会被认为是低风险的。突变负荷概括了杂合性缺失（loss of heterozygosity，LOH）突变的存在和克隆性，以及与EAC相关的10个抑癌基因周围基因组位点新出现的等位基因，表现为微卫星不稳定性（microsatellite instability，MSI）突变[28-29]。

（九）非甾体抗炎药的使用

非甾体抗炎药（non-steroidal anti-inflammatory drugs，NSAIDs）通过抑制环氧合酶2以及其他的非环氧化酶抑制途径发挥抗肿瘤作用[30]。一些病例对照和队列研究显示，与不使用NSAIDs者相比，经常服用阿司匹林或其他非甾体抗炎药的患者发生EAC的风险显著降低[31]。然而，非甾体抗炎药具有危险的不良反应，目前不鼓励仅使用非甾体抗炎药对巴雷特食管进行化学预防。

三、临床表现与诊断

巴雷特食管通常是在对GERD及其他胃食管问题进行常规的内镜检查时被诊断。推荐进行四个象限、间隔1 cm的大块活检。内镜下黏膜切除术（EMR）应作为结节型巴雷特食管的诊断方法，并可能是治疗浅表性食管癌的一种方法。

食管癌患者通常表现为吞咽困难，促使其进行内镜检查和活检。贲门肿瘤可表现为消化道出血而非吞咽困难。一旦确诊，下一步是进行临床分期，其中CT和PET是2种最有用的影像学工具。这2项检查在食管癌的临床分期中具有互补性[32-33]。我们对常规使用超声内镜进行分期的热情正在慢慢消退，多项研究表明其在早期食管癌中的实用性不大。吞咽困难的患者通常至少达到T2或T3期，建议这些患者接受新辅助治疗，而无须考虑食管旁淋巴结是否受累，这也就降低了超声内镜的重要性[34]。超声内镜对食管周软组织局部受侵的评估更为敏感。MRI很少用来评价肝脏、脊柱和其他部位病变。

四、治疗

过去10年巴雷特食管治疗取得了重大进展。射频消融（radiofrequency ablation，RFA）已成为主要的消融治疗方式，且取得了良好的疗效[35]。对于结节性巴雷特食管患者，初治采用EMR作为诊断和治疗策略。如果切缘是阴性的且无更深的浸润，则余下的巴雷特食管用RFA处理[36-37]。内镜黏膜下剥离术（ESD）是另一种很好的诊断和治疗巴雷特食管及黏膜癌患者的方法。

对于不适合内镜治疗的浅表性食管癌患者，推荐采用食管切除术。微创食管切除术（minimally invasive esophagectomy，MIE）正在成为标准治疗，最多的病例报道之一来自匹兹堡大学，其预后良好，死亡率为1.4%[38]。这种方法在肿瘤学上与传统的开放手术一致，但明显降低了并发症发生率和死亡率。机器人辅助微创食管切除术（robotic-assisted minimally invasive esophagectomy，RAMIE）正与MIE竞争成为标准治疗。RAMIE的优势在于淋巴结清扫和可提供更好的培训平台。

多学科综合治疗仍是局部晚期食管癌治疗的主要手段。治疗方案取决于肿瘤位置和组织学类型。颈段食管鳞状细胞癌通常采用根治性化疗和放疗。食管中下段局部进展期肿瘤和贲门癌采用诱导治疗后行食管切除术。食管癌的最佳诱导治疗仍存在争议。在MRC MAGIC研究中[39]，新辅助化疗后行食管切除术获益最大。该试验显示2年和5年生存率分别为50%和36%。虽然只有25%的患者有食管癌和胃食管交界部癌，但多因素分析显示，无论肿瘤的位置如何均有获益。最近，荷兰的CROSS试验表明，联合放化疗用于诱导治疗效果更好[40]。在该随机对照试验中，入组368例可切除的食管癌患者中大部分为腺癌，鳞状细胞癌占25%。在诱导治疗组，患者接受5周的卡铂和紫杉醇同时进行41.4 Gy的放疗。结果29%的患者获得完全缓解（鳞状细胞癌和腺癌的病理完全缓解率分别是49%和23%）。

在针对存活患者的随访中，接受新辅助放化疗加手术患者的中位总体生存期为48.6个月，而单纯手术组为24个月。鳞状细胞癌患者中，接受新辅助放化疗加手术组的中位总生存期为81.6个月，单纯手术组为21.1个月。对于腺癌患者，新辅助放化疗加手术组的中位总生存期为43.2个月，单纯手术组为27.1个月。

由此可见，新辅助治疗对于食管鳞状细胞癌的获益远大于食管腺癌。最近的趋势推荐使用联合放化疗作为辅助治疗，而非单纯化疗。

五、总结

在过去30年中食管癌仍然是一种主要的致死性疾病，生存率也只有小幅的提高。鳞状细胞癌仍然是全球最常见的组织学亚型，是食管癌死亡的主要原因。在西方国家，食管腺癌的发病率已经超过鳞状细胞癌，大多数病例发生在高加索男性中。关于巴雷特食管基因组不稳定性作用的研究进展将有助于识别有恶性转化风险的患者，这些患者将受益于早期干预。联合放化疗的多模式治疗已成为首选的诱导治疗方法。同样，MIE和RAMIE正逐渐成为食管癌切除的标准方式。

声明

本文作者宣称无任何利益冲突。

参考文献

[1] DeSantis CE，Lin CC，Mariotto AB，et al. Cancer treatment and survivorship statistics，2014[J]. CA Cancer J Clin，2014，64：252-271.

[2] Rustgi AK，El-serag HB. Esophageal carcinoma[J]. N Engl J Med，2014，371：2499-2509.

[3] Arnold M，Soerjomataram I，Ferlay J，et al. Global incidence of oesophageal cancer by

histological subtype in 2012[J]. Gut, 2015, 64: 381-387.

[4]　Lepage C, Drouillard A, Jouve J, et al. Epidemiology and risk factors for Oesophageal adenocarcinoma[J]. Digestive and Liver Disease, 2013, 45: 625-629.

[5]　Ferlay J, Soerjomatram M, Ervik R, et al. Globocan 2012 v1.1, Cancer Incidence and mortality worldwide: IARC CancerBase No; 11[DB].

[6]　Hongo M, Nagasaki Y, Shoji T. Epidemiology of esophageal cancer: Orient to Occident. Effects of chronology, geography and ethnicity[J]. J Gastroenterol Hepatol, 2009, 24: 729-735.

[7]　Kubo A, Corley DA. Marked multi-ethnic variation of adenocarcinoma of esophagus and gastric cardia in the United States[J]. Am J Gastroenterol, 2004, 99: 582-588.

[8]　Devesa SS, Blot WJ, Fraumeni JF, et al. Changing patterns in the incidence of esophageal and gastric carcinoma in the United States[J]. Cancer, 1998, 83: 2049-2053.

[9]　Pohl H, Sirovich B, Welch HG. Esopahgeal adenocarcinoma incidence: Are we reaching the peak?[J]. Cancer Epidemiol Biomarkers Prev, 2010, 19: 1468-1470.

[10]　Cook MB, Chow WH, Devesa SS. Oesophageal cancer incidence in the United States by race, sex and histological type 1977-2005[J]. Br J Cancer, 2009, 101: 855-859.

[11]　Njei B, McCarty TR, Birk JW. Trends in Esophageal cancer survival in United States Adults from 1973 to 2009: A SEER Database Analysis[J]. J Gastroenterol Hepatol, 2016, 31: 1141-1146.

[12]　Xie SH, Lagergren J. A global assessment of the male predominance in esophageal adenocarcinoma[J]. Oncotarget, 2016, 7: 38876-38883.

[13]　Lin MQ, Li YP, Wu SG, et al. Differences in esophageal cancer characteristics and survival between Chinese and Caucasian patients in the SEER database[J]. Onco Targets Ther, 2016, 9: 6435-6444.

[14]　Kubo A, Corley DA. Body mass index and adenocarcinomas of the esophagus or gastric cardia: a systemic review and meta-analysis[J]. Cancer Epidemiol Biomarkers Prev, 2006, 15: 872-878.

[15]　Corley DA, Kubo A, Zhao W. Abdominal obesity and the risk of esophageal and gastric cardia carcinomas[J]. Cancer Epidemiol Biomarkers Prev, 2008, 17: 352-358.

[16]　de Martel C, Llosa AE, Farr SM, et al. Helicobacter pylori infection and the risk of development of esophageal adenocarcinoma[J]. J Infect Dis, 2005, 191: 761-767.

[17]　Anderson LA, Murphy SJ, Johnston BT, et al. Relationship between Helicobacter pylori infection and gastric atrophy and the stages of the oesophageal inflammation, metaplasia, adenocarcinoma sequence: results from the FINBAR case-control study[J]. Gut, 2008, 57: 734-739.

[18]　Ye W, Held M, Lagergren J, et al. Helicobacter pylori infection and gastric atrophy: risk of adenocarcinoma of the gastric cardia[J]. J Natl Cancer Inst, 2004, 96: 388-396.

[19]　McColl KE, Watabe H, Derakhshan MH. Role of gastric atrophy in mediating negative association between Helicobacter pylori infection and reflux oesophagitis, Barrett's oesophagus and oesophageal adenocarcinoma[J]. Gut, 2008, 57: 721-723.

[20]　Vaughan TL, Davis S, Kristal A, et al. Obesity, alcohol and tobacco as risk factors for cancers of the esophagus and gastric cardia: adenocarcinoma *vs* squamous cell carcinoma[J]. Cancer Epidemiol Biomarkers Prev, 1995, 4: 85-92.

[21] Zhang SK, Guo LW, Chen Q, et al. The association between human papillomavirus 16 and esophageal cancer in Chinese population: a meta-analysis[J]. BMC Cancer, 2015, 15: 1096.

[22] Yong F, Xudong N, Lijie T. Human papillomavirus types 16 and 18 in esophagus squamous cell carcinoma: a meta-analysis[J]. Ann Epidemiol, 2013, 23: 726-734.

[23] Rubenstein JH, Taylor JB. Meta-analysis: the association of oesophageal adenocarcinoma with symptoms of gastro-esophageal reflux[J]. Aliment Pharmacol Ther, 2010, 32: 1222-1227.

[24] Lagergren J, Bergstrom R, Lindgren A, et al. Symptomatic gastroesophageal reflux is a strong risk factor for esophageal adenocarcinoma[J]. N Engl J Med, 1999, 340: 825-831.

[25] Hvid-Jensen F, Pedersen L, Drewes AM, et al. Incidence of adenocarcinoma among patients with Barrett's Esophagus[J]. N Engl J Med, 2011, 365: 1375-1383.

[26] de Jonge PJ, van Blankenstein M, Looman CW, et al. Risk of malignant progression in patients with Barrett's oesophagus: a Dutch nationwide cohort study[J]. Gut, 2010, 59: 1030-1036.

[27] Bhat S, Coleman HG, Yousef F, et al. Risk of malignant progression in Barrett's esophagus patients: results from a large population-based study[J]. Journal of the National Cancer Institute, 2011, 103: 1049-1057.

[28] Eluri S, Brugge WR, Daglilar ES, et al. The Presence of Genetic Mutations at Key Loci Predicts Progression to Esophageal Adenocarcinoma in Barrett's Esophagus[J]. Am J Gastroenterol, 2015, 110: 828-834.

[29] Khara HS, Jackson SA, Nair S, et al. Assessment of mutational load in biopsy tissue provides additional information about genomic instability to histological classifications of Barrett's esophagus[J]. J Gastrointest Cancer, 2014, 45: 137-145.

[30] Kastelein F, Spaander MC, Biermann K, et al. Nonsteroidal anti-inflammatory drugs and statins have chemopreventative effects in patients with Barrett's esophagus[J]. Gastroenterology, 2011, 141: 2000-2008.

[31] Anderson LA, Watson RG, Murphy SJ, et al. Risk factors for Barrett's oesophagus and oesophageal adenocarcinoma: results from the FINBAR study[J]. World J Gastroenterol, 2007, 13: 1585-1594.

[32] Flanagan FL, Dehdashti F, Siegel BA, et al. Staging of esophageal cancer with 18F-fluorodeoxyglucose positron emission tomography[J]. AJR Am J Roentgenol, 1997, 168: 417-424.

[33] Rankin SC, Taylor H, Cook GJ, et al. Computed tomography and positron emission tomography in the pre-operative staging of oesophageal carcinoma[J]. Clin Radiol, 1998, 53: 659-665.

[34] Mansfield SA, El-Dika S, Krishna SG, et al. Routine staging with endoscopic ultrasound in patients with obstructing esophageal cancer and dysphagia rarely impacts treatment decisions[J]. Surg Endosc, 2016. [Epub ahead of print].

[35] Shaheen NJ, Sharma P, Overholt BF, et al. Radiofrequency ablation in barrett esophagus with dysplasia[J]. N Engl J Med, 2009, 360: 2277-2288.

[36] Haidry RJ, Butt MA, Dunn JM, et al. Improvement over time in outcomes for patients undergoing endoscopic therapy for Barrett's Esophagus related neoplasia: 6-year experience from the first 500 patients treated in the UK patient registry[J]. Gut, 2015, 64: 1192-1199.

[37] Pech O，May A，Manne H，et al. Long-term Efficacy and Safety of Endoscopic Resection for Patients With Mucosal Adenocarcinoma of the Esophagus[J]. Gastroenterology，2014，146：652-660.e1.

[38] Luketich JD，Pennathur A，Awais O，et al. Outcomes after minimally invasive esophagectomy：review of over 1000 patients[J]. Ann Surg，2012，256：95-103.

[39] Medical Research Council Oesophageal Cancer Working Group. Surgical resection with or without preoperative chemotherapy in oesophageal cancer：a randomised controlled trial[J]. Lancet，2002，359：1727-1733.

[40] Shapiro J，Lanschot JB，Hulshof MC，et al. Neoadjuvant chemoradiotherapy plus surgery versus surgery alone for oesophageal or junctional cancer（CROSS）：long-term results of a randomised controlled trial[J]. Lancet，2015，16：1090-1098.

译者：强光亮，中日友好医院
审校：鲍清，厦门大学附属中山医院
　　　李畅，苏州大学附属第一医院
　　　赵军，苏州大学附属第一医院

Cite this article as: Abbas G, Krasna M. Overview of esophageal cancer. Ann Cardiothorac Surg 2017;6(2):131-136. doi: 10.21037/acs.2017.03.03

第三部分
热点透视

第七章 代食管器官的选择

Ankur Bakshi, David J. Sugarbaker, Bryan M. Burt

Division of Thoracic Surgery, Michael E. DeBakey Department of Surgery, Baylor College of Medicine, Houston, TX, USA

Correspondence to: Bryan M. Burt, MD. Division of Thoracic Surgery, Michael E. DeBakey Department of Surgery, Baylor College of Medicine, One Baylor Plaza, MS BCM: 390, Houston, TX 77030, USA. Email: Bryan.Burt@bcm.edu.

摘要：一个多世纪以来，食管切除术后代食管器官的选择一直是困扰着外科医生的难题。替代器官不仅要足够长，以弥补颈段食管和腹部之间的距离，还必须有可靠的血供和足够的功能以保证吞咽。胃、空肠和结肠（右结肠、左结肠或横结肠）代食管均被认为是潜在的解决方案。胃因其有足够的长度、可靠的血供，且仅需要单次吻合而备受青睐。然而，有时胃不能作为替代物，这时食管外科医生需要竭尽所能寻找食管替代物。本章中，我们主要从技术层面上探讨空肠和结肠间置术的应用。我们将回顾最近的文献，重点关注早期和晚期预后，最终评估两种方案的优缺点。

关键词：食管切除术；空肠；结肠间置；Roux-en-Y空肠切除术；食管的替代

View this article at: http://dx.doi.org/10.21037/acs.2017.03.07

一、引言

重建胃肠道连续性是食管切除术后影响生活质量的关键因素。目前尚不存在能模仿食管所有功能的替代物，这种替代物应具有足够的长度以连接颈部或胸上段食管与腹部的胃肠道，同时需要坚固的血管蒂，全距离保持灌注并且提供充分的远端灌注使吻合问题最小化。理想的食管替代物还应具有自身的蠕动功能，以促进食物团块的运输并使反流最小化。

目前食管替代物的选择包括胃、左结肠、右结肠和空肠，和许多食管外科医生一样，我们更倾向于将可用的胃塑成管状。胃具有足够的长度，满意的血供且仅需要单个吻合口，是一种久负盛名且安全可靠的食管替代器官。然而，有些情况下胃无法作为替代器官使用，例如食管和胃均受到严重的腐蚀性损伤。另外，在之前的胃切除术和腹部手术中，如果制作管胃所需要保留的主要动脉（胃网膜右动脉）已经遭到破坏，则会影响管胃的上提吻合，导致无法使用。还有一种情况并不少见，即食管远端肿瘤或胃食管交界部肿瘤引起的胃扩张也将导致胃在肿瘤学上不能作为食管替代器官使用。另外，在一些患者中，之前术中制作的管胃可能由于缺血性坏死、顽固性狭窄，甚至复发或新生癌的出现而失去价值。在这些情况下，必须选择另一种食管替代器官。

二、结肠代食管术

自20世纪初，结肠间置术已开始用于食管切除术后的消化道重建[1]，术中左结肠、右结肠均可使用，且往往会同时需要横结肠来完成重建。结肠替代方案因其充足的长度而被其支持者推荐。例如，右结肠的长度就非常接近原食管的长度。结肠的其他优势还有它的抗酸作用以及含有Bauhim瓣的右结肠可以进一步减少反流[2]。而结肠替代的缺点包括可能具有或产生结肠原发性疾病，且结肠部分吸收能力的丧失可能导致腹泻[3]，间置结肠也可能随着时间的推移而变长，这可能需要外科手术来修正[4]。

（一）术前评估

我们必须获得详尽的外科病史以确定患者是否接受了可能影响血管蒂的手术。缺血性结肠炎、克罗恩病或溃疡性结肠炎的病史也应该予以调查，因为这些疾病通常会妨碍结肠作为替代器官的使用。术前应进行结肠镜检查，以排除结肠内任何不适于结肠替代的固有病理疾病。此外，计算机断层扫描（computed tomography，CT）动脉造影对评价肠系膜上动脉和下动脉以及回肠结肠动脉、右结肠动脉、中结肠动脉和左结肠动脉的通畅性和稳健性非常有用，尤其是在事先干预可能影响手术解剖结构的情况下更显重要。

（二）技术相关事项

在准备食管替代管道结构时，须游离整段结肠，仔细检查结肠的血管解剖结构。左结肠、右结肠均可用于移植物替代食管，但值得注意的是，右侧结肠的血供比左侧结肠更为多变。例如，一些患者没有右结肠动脉，而一些患者也缺乏将中结肠动脉血供连接到右结肠动脉血供的血管弓[1]。结肠作为替代物时，我们更倾向于使用右半结肠，下文将对此进行详细描述。左结肠用于替代物要保留左上结肠和右上结肠之间的血管弓，且需要暴露和结扎主要的中结肠动脉并保留其左右分支。

我们更倾向于使用Fürst等[5]描述的顺蠕动右半结肠间置食管替代方法。这种移植完全基于肠系膜下动脉，升结肠最终"上提"到纵隔（图7-1）。在游离整个结肠后，展开结肠肠系膜，用透光法鉴别并确认各支血管走形，用血管钳暂时夹闭中结肠动脉、右结肠动脉以及回肠结肠和右结肠动脉之间的交通支。一旦肠管的血流灌注和活力得以确认，就可以结扎上述夹闭的血管支并将其离断。升结肠在盲肠上方离断，然后结肠系膜在离血管分支较近的地方分开，以防止对侧支造成损害。随后用常规方法切除食管。

结肠移植物可位于后纵隔、胸骨后或胸骨下（图7-2）。如果导管隧道位

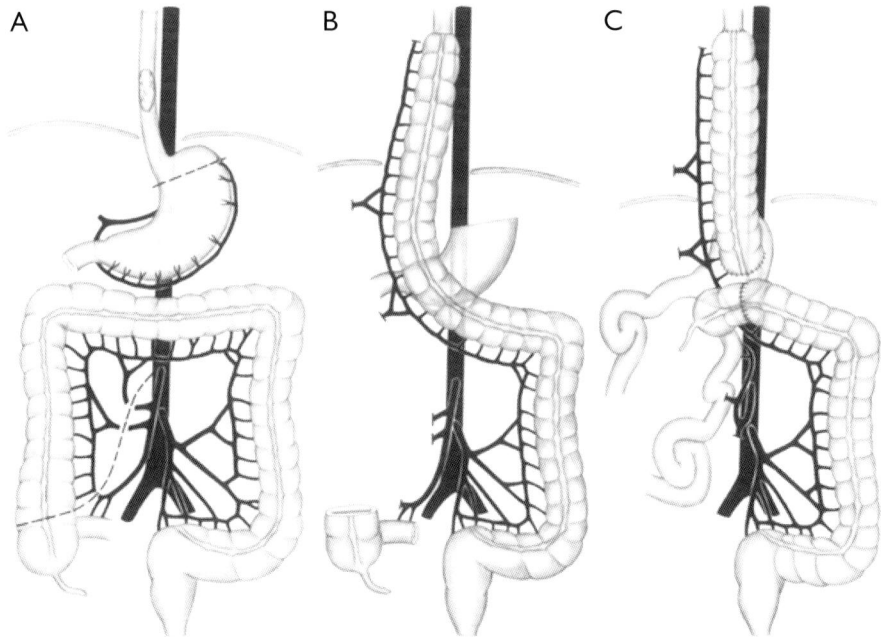

图7-1　顺蠕动右半结肠间置法
（A）设计移植物；（B）构建颈部吻合术；（C）重建肠道连续性。注：来源于Fürst等[5]。

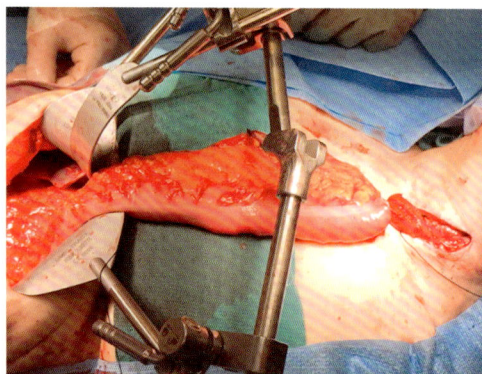

图7-2　经纵隔提至颈部吻合前的右半结肠移植物

注：来源于Bryan M. Burt等。

于胸骨下，建议通过切除左侧半胸骨柄、左侧部分锁骨和左侧部分第一肋来扩大胸腔入口[3]。我们首选的结肠位置是后纵隔，并且在左颈部进行食管结肠吻合。将结肠移植物放入腹腔镜电缆塑料保护套中，形成Foley样导管，从而使结肠能够固定于保护套内无创伤地经过后纵隔到达颈部[6]。然后外科医生选择自己喜欢的吻合方法将结肠与颈部食管吻合。由于在颈部吻合时具有足够的长度和良好的远端灌注，这让外科医生感到非常满意。然后将结肠在脾曲处离断并将移植段结肠的远端在腹部与残胃吻合，或者在行食管胃全切的病例中与空肠Roux-en-Y分支吻合。最后再完成结肠-结肠吻合。在远端导管动脉供血不足的情况下，可在颈部进行动脉吻合术从而增加血供。如果考虑到静脉引流可能不充分，可在颈部进行静脉吻合加强静脉回流[7]。

（三）结果

表7-1[1,7-21]总结了多家医院将结肠作为食管替代器官的经验和病例的详细结果。报告的移植物失功率为0%~14%（在较大的案例报道中这一数值为0%~2%），吻合口瘘发生率为0%~50%（在较大的病例报道中为0%~12.6%），死亡率为0%~16.7%（在病例数量较大的中心报道中为0%~7%），长期狭窄率为0%~32%，再手术率为0%~32%，其原因包括移植物坏死、移植物冗余和吻合口瘘。最常见的并发症是吸入性肺炎，其发生率为0%~32%。据报道，恢复进食的病例比例为75%~100%。

表7-1 文献报道结肠间置病例总结

作者	病例数	使用结肠部位	手术时间（min）	出血量（mL）	移植物失功率（%）	吻合口瘘发生率（%）	狭窄发生率（%）	呼吸系统并发症发生率（%）	再手术率（%）	30 d死亡率（%）	耐受率（%）
Boukerrouche（2014）[1]	70	左	180	未报道	0	20	7.1	未报道	8.5	2.8	100
Saeki（2013）[7]	21	右	835	未报道	0	23.8	未报道	19	14.2	4.8	未报道
Ceroni（2015）[8]	21	左	405	未报道	0	33	未报道	42.8	未报道	4.7	未报道
Reslinger（2016）[9]	28	双侧	540	未报道	14.2	32.1	32.1	35.7	32.1	14.2	75
Ninomiya（2014）[10]	6	右	870	1 605	未报道	50	16.7	50	未报道	16.7	未报道
Kesler（2013）[11]	11	双侧	456	未报道	0	9.1	0	36.4	未报道	0	80
Klink（2010）[12]	43	双侧	320	未报道	9.3	30.2	18.6	37.2	23.3	2.3	未报道
Mine（2009）[13]	95	双侧	未报道	未报道	0	12.6	6.2	32.6	未报道	2.1	未报道
Doki（2008）[14]	28	右	638	1 185	未报道	46	未报道	7.1	未报道	未报道	未报道

续表7-1

作者	病例数	使用结肠部位	手术时间（min）	出血量（mL）	移植物失功率（%）	吻合口瘘发生率（%）	狭窄发生率（%）	呼吸系统并发症发生率（%）	再手术率（%）	30 d死亡率（%）	耐受率（%）
Knezević (2007)[15]	336	双侧	未报道	未报道	2.4	9.2	4.5	未报道	未报道	4.2	未报道
Shirakawa (2006)[16]	51	双侧	未报道	未报道	0	7.8	13.7	未报道	未报道	0	未报道
Renzulli (2004)[17]	19	双侧	540	2 000	0	5.3	21.1	10.5	未报道	15.8	未报道
Davis (2003)[18]	42	双侧	270	1 000	2.4	14.3	19.0	23.8	未报道	4.8	80
Popovici (2003)[19]	347	双侧	未报道	未报道	1.2	6.9	6.3	未报道	11.2	4.6	93
Fürst (2001)[20]	61	右侧	未报道	未报道	0	7	未报道	11.4	未报道	7	未报道
Kolh (2000)[21]	38	双侧	未报道	未报道	未报道	0	未报道	18.4	2.6	2.6	未报道

三、空肠代食管术

自20世纪初Roux时代以来，空肠就被用作食管切除术后消化道重建的替代管道[22]。1946年，Longmire提出了对用于替代食管的空肠管道进行血管扩张，也称为"增压"，以增强移植肠管的血供从而降低缺血风险[23]。应用空肠替代食管的支持者推荐使用空肠是因为其具有可靠的血供，而且其血供在使用增压技术后明显增强。另外，空肠有充足的长度，用于移植的长度损失不会对患者造成明显伤害，而且空肠一般很少存在自身病理疾病。同时，空肠还具有自身蠕动，这对保证患者生活质量具有潜在的益处。当然，增压空肠代食管技术也有一定的缺点，包括依赖微血管吻合技术、操作时间的延长、以及整体技术更为复杂[24]。在某些情况下，空肠可能因长度不足无法到达下咽部，脂肪性肠系膜也可能限制外科医生上提肠管的能力[25]。

（一）术前注意事项

与结肠间置术一样，在术前我们应该获得全面的内外科病史。虽然术前CT血管造影没有普遍采用，但一些外科医生认为术前进行该项检查有助于制订外科手术计划[24]。

（二）技术相关事项

从距离Treitz韧带约20 cm截取空肠，保留第1个空肠动脉分支；分离第2个空肠动脉，用于增加移植空肠的血供；分离第3个空肠分支；保留第4个空肠分支以供应移植空肠的其他部分[22]。由于空肠具有较短的肠系膜，因此必须将肠系膜游离以使导管拉伸并防止冗余（图7-3）。与间置结肠类似，移植空肠可走形于后纵隔、胸骨后或胸骨下。必须切除左半胸骨柄、部分左侧锁骨和部分左侧第一肋骨，以扩大胸腔入口，暴露胸廓内动脉、静脉。然后将第2空肠动脉分支及其静脉与胸廓内动脉和静脉或其他合适的流入和流出血管相吻合。动脉吻合术通常在显微镜下用9-0缝线，与血管整形外科医生合作完成。静脉吻合术可以用类似的方式或使用静脉耦合器完成。静脉耦合器由环和针组成，用于促进血管内膜的并置，并已被应用于微血管外科[26]。然后通过外科医生选择的吻合方法将空肠与食管吻合。在腹部，间置空肠远端可以与胃后壁吻合，或进行Roux-en-Y空肠-空肠吻合。不参与吻合的空肠段可通过体外转位作为移植肠袢监视器。

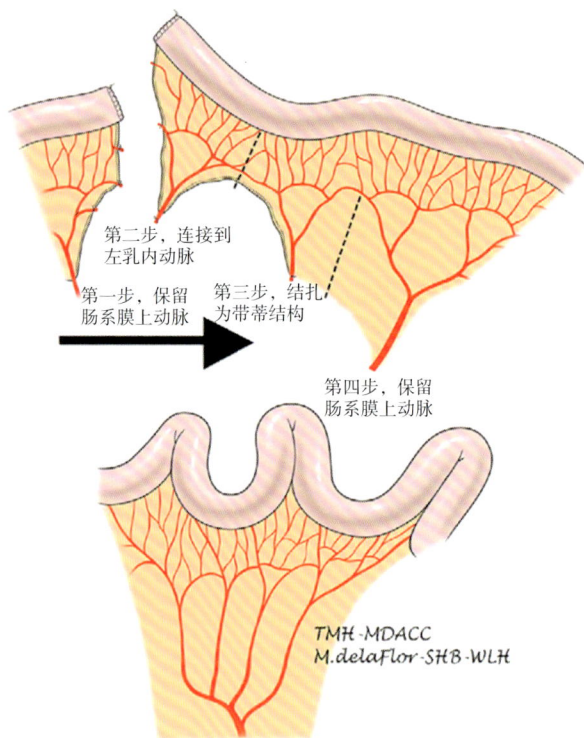

图7-3　空肠的血管弓模式及脉管系统和肠系膜的分离用于创建空肠导管

注：来源于Blackmon等。

（三）结果

表7-2[10,14,22,25,27-32]总结了各医院病例报告中增压空肠导管的经验及其详细结果。术后各报告中的移植物失功率为0%~8%，吻合口瘘发生率为0%~36%，再次手术率为0%~50%。再次手术的原因包括吻合口瘘、移植物失功、移植物冗余和非移植物相关的空肠缺血。住院死亡率为0%~5%。最常见的并发症是吸入性肺炎，占7%~30%。一些小样本量的研究报告了其远期结果。80%~100%的患者可耐受常规饮食。Blackmon等[22]对5例患者进行了压力测量，结果显示移植空肠保留了自身蠕动能力。Baker等[27]对患者进行了生活质量调查，总体上结果令人满意。

表7-2 文献报道空肠间置病例总结

作者	病例数	手术时间（min）	出血量（mL）	移植物失功率（%）	吻合口瘘发生率（%）	狭窄发生率（%）	呼吸系统并发症发生率（%）	再手术率（%）	30 d死亡率（%）	耐受率（%）
Ninomiya（2014）[10]	13	715	730	未报道	0	23.1	23.1	未报道	0	未报道
Doki（2008）[14]	25	666	1 185	未报道	24	未报道	8	未报道	未报道	未报道
Blackmon（2014）[22]	60	未报道	未报道	8.3	32	未报道	30	31.7	5	93.3
Iwata（2012）[25]	27	636	580	0	7.4	3.7	7.4	3.7	0	100
Baker（2015）[27]	6	未报道	1 200	0	16.7	50	33.3	66.7	0	80
Shirakawa（2015）[28]	53	未报道	未报道	0	7.5	7.5	未报道	未报道	未报道	未报道
Poh（2011）[29]	51	未报道	未报道	5.9	11.7	9.8	37.3	15.7	0	90
Barzin（2011）[30]	5	467	未报道	0	20	未报道	未报道	20	0	100
Ascioti（2005）[31]	26	726	1 441	7.7	19.2	未报道	30.8	11.5	0	95.2
Chana（2002）[32]	11	未报道	未报道	0	36.4	18.2	未报道	90.9	0	100

四、结语

在食管切除术后使用非胃管道替代通常是一种补救性措施，有关结肠和空肠间置代食管的一系列结果分析应该考虑到这一点，加之间置重建手术的复杂性，报道的发病率和死亡率变化较大。在经验丰富的外科医生手中，结肠和空肠的构建可以得到良好的近期和远期结果。由于结肠具有足够的长度、丰富的血供以及不依赖于微血管吻合技术，因此，当胃管不可用的时候，我们更倾向于使用顺蠕动的右结肠作为代食管器官。

声明

本文作者宣称无任何利益冲突。

参考文献

[1] Boukerrouche A. Isoperistaltic left colic graft interposition via a retrosternal approach for esophageal reconstruction in patients with a caustic stricture：mortality，morbidity，and functional results[J]. Surg Today，2014，44：827-833.

[2] Yasuda T，Shiozaki H. Esophageal reconstruction with colon tissue[J]. Surg Today，2011，41：745-753.

[3] DeMeester SR. Colonic Interposition for Benign Disease[J]. Oper Tech Thorac Cardiovasc Surg，2006，11：232-249.

[4] Strauss DC，Forshaw MJ，Tandon RC，et al. Surgical management of colonic redundancy following esophageal replacement[J]. Dis Esophagus，2008，21：E1-E5.

[5] Fürst H，Hartl WH，Löhe F，et al. Colon interposition for esophageal replacement：an alternative technique based on the use of the right colon[J]. Ann Surg，2000，231：173-178.

[6] Korst RJ，Sukumar M，Burt ME，et al. Atraumatic gastric transposition after transhiatal esophagectomy[J]. Ann Thorac Surg，1997，64：867-869.

[7] Saeki H，Morita M，Harada N，et al. Esophageal replacement by colon interposition with microvascular surgery for patients with thoracic esophageal cancer：the utility of superdrainage[J]. Dis Esophagus，2013，26：50-56.

[8] Ceroni M，Norero E，Henríquez JP，et al. Total esophagogastrectomy plus extended lymphadenectomy with transverse colon interposition：A treatment for extensive esophagogastric junction cancer[J]. World J Hepatol，2015，7：2411-2417.

[9] Reslinger V，Tranchart H，D'Annunzio E，et al. Esophageal reconstruction by colon interposition after esophagectomy for cancer analysis of current indications，operative outcomes，and long-term survival[J].J Surg Oncol，2016，113：159-164.

[10] Ninomiya I，Okamoto K，Oyama K，et al. Feasibility of esophageal reconstruction using a pedicled jejunum with intrathoracic esophagojejunostomy in the upper mediastinum for esophageal cancer[J]. Gen Thorac Cardiovasc Surg，2014，62：627-634.

[11] Kesler KA，Pillai ST，Birdas TJ，et al. "Supercharged" isoperistaltic colon interposition for

long-segment esophageal reconstruction[J]. Ann Thorac Surg, 2013, 95: 1162-8; discussion 1168-1169.

[12] Klink CD, Binnebösel M, Schneider M, et al. Operative outcome of colon interposition in the treatment of esophageal cancer: a 20-year experience[J]. Surgery, 2010, 147: 491-496.

[13] Mine S, Udagawa H, Tsutsumi K, et al. Colon interposition after esophagectomy with extended lymphadenectomy for esophageal cancer[J]. Ann Thorac Surg, 2009, 88: 1647-1653.

[14] Doki Y, Okada K, Miyata H, et al. Long-term and short-term evaluation of esophageal reconstruction using the colon or the jejunum in esophageal cancer patients after gastrectomy[J]. Dis Esophagus, 2008, 21: 132-138.

[15] Knezević JD, Radovanović NS, Simić AP, et al. Colon interposition in the treatment of esophageal caustic strictures: 40 years of experience[J]. Dis Esophagus, 2007, 20: 530-534.

[16] Shirakawa Y, Naomoto Y, Noma K, et al. Colonic interposition and supercharge for esophageal reconstruction[J]. Langenbecks Arch Surg, 2006, 391: 19-23.

[17] Renzulli P, Joeris A, Strobel O, et al. Colon interposition for esophageal replacement: a single-center experience[J]. Langenbecks Arch Surg, 2004, 389: 128-133.

[18] Davis PA, Law S, Wong J, et al. Colonic interposition after esophagectomy for cancer[J]. Arch Surg, 2003, 138: 303-308.

[19] Popovici Z. A new philosophy in esophageal reconstruction with colon. Thirty-years experience[J]. Dis Esophagus, 2003, 16: 323-327.

[20] Fürst H, Hüttl TP, Löhe F, et al. German experience with colon interposition grafting as an esophageal substitute[J]. Dis Esophagus, 2001, 14: 131-134.

[21] Kolh P, Honore P, Degauque C, et al. Early stage results after oesophageal resection for malignancy - colon interposition *vs*. gastric pull-up[J]. Eur J Cardiothorac Surg, 2000, 18: 293-300.

[22] Blackmon SH, Correa AM, Skoracki R, et al. Supercharged pedicled jejunal interposition for esophageal replacement: a 10-year experience[J]. Ann Thorac Surg, 2012, 94: 1104-1111; discussion 1111-1113.

[23] Longmire WP Jr, Ravitch MM. A new method for constructing an artificial esophagus[J]. Ann Surg, 1946, 123: 819-835.

[24] Swisher SG, Hofstetter WL, Miller MJ, et al. The supercharged microvascular jejunal interposition[J]. Semin Thorac Cardiovasc Surg, 2007, 19: 56-65.

[25] Iwata N, Koike M, Kamei Y, et al. Antethoracic pedicled jejunum reconstruction with the supercharge technique for esophageal cancer[J]. World J Surg, 2012, 36: 2622-2629.

[26] Chang KP, Lin SD, Lai CS, et al. Clinical experience of a microvascular venous coupler device in free tissue transfers[J]. Kaohsiung J Med Sci, 2007, 23: 566-572.

[27] Baker CR, Forshaw MJ, Gossage JA, et al. Long-term outcome and quality of life after supercharged jejunal interposition for oesophageal replacement[J]. Surgeon, 2015, 13: 187-193.

[28] Shirakawa Y, Noma K, Koujima T, et al. Operative technique of antethoracic esophageal reconstruction with pedicled jejunal flap[J]. Esophagus, 2015, 12: 57-64.

[29] Poh M, Selber JC, Skoracki R, et al. Technical challenges of total esophageal reconstruction using a supercharged jejunal flap[J]. Ann Surg, 2011, 253: 1122-1129.

[30] Barzin A, Norton JA, Whyte R, Supercharged Jejunum Flap for Total Esophageal Reconstruction:

Single-Surgeon 3-Year Experience and Outcomes Analysis[J]. Plast Reconstr Surg, 2011, 127: 173-180.

[31] Ascioti AJ, Hofstetter WL, Miller MJ, et al. Long-segment, supercharged, pedicled jejunal flap for total esophageal reconstruction[J]. J Thorac Cardiovasc Surg, 2005, 130: 1391-1398.

[32] Chana JS, Chen HC, Sharma R, et al. Microsurgical reconstruction of the esophagus using supercharged pedicled jejunum flaps: special indications and pitfalls[J]. Plast Reconstr Surg, 2002, 110: 742-748; discussion 749-750.

译者：黄桁，川北医学院
　　　田东，川北医学院附属医院
审校：张瑞祥，国家癌症中心/中国医学科学院肿瘤医院

Cite this article as: Bakshi A, Sugarbaker DJ, Burt BM. Alternative conduits for esophageal replacement. Ann Cardiothorac Surg 2017;6(2):137-143. doi: 10.21037/ acs.2017.03.07

第八章 挽救性食管切除术治疗根治性放化疗后的持续性及复发性食管癌

Stephen G. Swisher[1], Jenifer Marks[2], David Rice[1]

[1]Department of Thoracic and Cardiovascular Surgery, University of Texas MD Anderson Cancer Center, Houston, Texas, USA; [2]HealthOne Cardiothoracic Surgery Associates, The Medical Center of Aurora, Denver, Colorado, CO, USA

Correspondence to: Stephen G. Swisher, MD. Head, Division of Surgery, Professor Department of Thoracic and Cardiovascular Surgery, Charles A. LeMaistre Distinguished Chair in Thoracic Oncology, The University of Texas MD Anderson Cancer Center, 1400 Pressler St., FCT10.5040, Houston, Texas 77030, USA. Email: sswisher@mdanderson.org.

摘要：局部晚期食管癌主要由肿瘤科医生进行根治性放化疗，但是在根治性放化疗后病灶持续存在或复发时，如何选择最佳治疗策略是有争议的。我们回顾总结了现有文献，以确定当前最佳治疗方案。在以往的经验中，食管癌病情反复或复发后进行挽救性食管切除术时，手术风险会在一定程度上增大。但是近几年的文献表明，在手术量较大的医学中心，应用了各种降低风险的方法（非放射性食管吻合、网膜转位、选择性使用代食管和两阶段分期手术）后，挽救性食管切除术的风险与新辅助放化疗后的食管切除术相似，并且两种手术的术后长期存活率也相近。由于没有其他可能治愈的方法选择，我们建议所有生理上允许的、患有局部持续性或复发性食管癌的患者，在根治性放化疗后转诊到高手术量的专科医疗中心进行挽救性食管切除术。

关键词：食管癌；根治性放化疗；挽救性食管切除术

View this article at: http://dx.doi.org/10.21037/acs.2017.03.02

一、引言

肿瘤科医生一直在研究手术在治疗局部晚期、非转移性（>T1N0M0）食管癌中的作用。由于手术切除的潜在并发症发生率，一些研究者提倡将非手术方法——根治性放化疗作为主要治疗手段（顺铂+5-氟尿嘧啶和50.4 Gy的放射治疗，RTOG 85-01，5年生存率18%）[1]。该治疗策略主要在鳞状细胞癌患者中可以实现长期存活，但是局部复发率较高（40%~60%）。该组研究者随后又设计了一组临床试验，尝试通过诱导化疗和更高剂量的放射治疗（INT 122，123）来降低较高的局部复发率，但是结果提示毒性明显增加，生存率及局部复发率却没有任何改善（60%）[2-3]。随后，欧洲的2项主要针对鳞状细胞癌患者的随机研究均未能证明在局部晚期食管癌中增加手术治疗可获得明显的生存益处[4-5]。尽管这些试验的研究设计存在缺陷，但此类患者的最佳治疗方法仍引起了争议，一些肿瘤科医生也开始制订以根治性放化疗为主的非手术治疗策略。由于非手术治疗策略的局部复发率较高，20世纪90年代，根治性放化疗后局部残留或复发的食管癌患者出现了，对于这一患者群体而言，挽救性食管切除术成为唯一可实现治愈的选择方案，这一手术极具挑战性。

二、早期挽救性食管切除术的经验

由于根治性放化疗后局部区域复发率很高，我们开始看到越来越多的鳞状细胞癌患者从其他医疗机构被转诊到得克萨斯大学MD安德森癌症中心，这些医疗机构在肿瘤局部复发后没有其他治疗选择。与计划性食管切除术相比，挽救性食管切除术通常是一种更复杂和更危险的手术。计划性食管切除术通常在新辅助放化疗完成后的几个月内进行，而挽救性食管切除术往往是在根治性放化疗后数月甚至多年以后进行，此时，放疗后纤维化导致组织界面模糊，解剖困难。放疗对微血管和组织的不良影响可以导致愈合相关并发症增多，并使食管吻合口瘘的发生率增高。由于放射剂量的增加（>60 Gy）和放疗结束后时间的延长会导致潜在的手术风险增加，因此许多外科医生不愿意为患者进行手术。此外，由于根治性放化疗后身体状况恶化，或再分期时发现转移，这些患者经再次评估后，并不适合进行挽救性食管切除术。尽管这些潜在的风险有可能增加，但由于缺乏替代治疗选择，我们的研究者为这些患者中的一部分进行了挽救性食管切除术。2002年我们报告了对挽救性食管切除术（n=13）的初步

经验，该研究中的对照组患者（n=99）在术前放化疗结束后的4~6周接受了计划性食管切除术。结果显示，与计划性食管切除术相比，挽救性食管切除术围手术期并发症发生率和死亡率有明显增加（吻合口瘘发生率：38% vs 7%；死亡率：15% vs 6%）[6]。这种并发症发生率的增高可能部分是由于较高剂量的放疗和肿瘤的生长部位所致，因为有时肿瘤的位置导致需要更广泛的器官切除，例如喉切除术等。但重要的是，它能够使一部分患者实现长期存活（5年生存率25%），这与计划性食管切除术患者的长期存活没有差异（5年生存率30%）。由于缺乏替代的治愈性措施，我们认为，根治性放化疗后局部复发的食管癌患者经过全面评估后，可以在经验丰富的大手术量医疗中心进行挽救性食管切除术。

在我们的研究之后，其他研究者也报告了关于挽救性食管切除术的初步结果，其并发症发生率和住院时间均有增长（表8-1）[11]。吻合口瘘发生率为21%~38%，代食管坏死率高达16%，并使一部分患者实现长期存活（5年生存率25%~32%）。尽管挽救性食管切除术的短期并发症发生率增加，但这些数据也表明，对于身体条件允许的患者，挽救性食管切除术是一种可行的治疗选择，尤其是根治性放化疗后没有全身转移的局部复发患者。

三、现代挽救性食管切除术的经验

挽救性食管切除术的初步经验表明，食管吻合口瘘发生率高于预期，甚至还有一些代食管坏死事件发生（表8-1），可能是由于根治性放化疗高放疗剂量所致（>60 Gy）。高放射剂量的应用是因为有些肿瘤科医生毫无根据地认

表8-1 早期挽救性食管切除术的经验

文献	病例数	Gy（平均）	手术距放化疗[月（平均）]	病灶残留（%）	复发（%）	R0（%）	吻合口瘘（%）	管胃坏死（%）	死亡率 30 d（%）	死亡率 90 d（%）	5年生存率
Meunier, 1998[7]	6	60	不详	0	100	不详	33	16	33	不详	不详
Swisher, 2002[6]	13	57	18（4~56）	0	100	77	38	8	15	不详	25%
Nakamura, 2004[8]	27	60	4（1~15）	89	11	67	22	0	4	不详	30%
Tomimaru, 2006[9]	24	62	6（1~25）	54	46	67	21	不详	4	12	不详
Oki, 2007[10]	14	65	9（1~34）	36	64	50	29	不详	0	14	32%

为增加局部照射剂量能获得更好的病灶局部控制率。INT 122和123两项研究表明，增加放疗剂量仅仅导致毒性增加、总体存活率下降，而局部控制并没有得到改善（60%复发）[2-3]。为了了解食管吻合口瘘的发生率增加原因，我们根据吻合口所在放疗时照射野的位置评估了食管瘘的风险[12]。发现靶区内吻合口瘘的发生率为39%，靶区外为2.6%；相较于靶区内，靶区外吻合口瘘的风险比为5.37（95%CI：2.21~13.04）。虽然希望可以通过在靶区外吻合来降低吻合口瘘的发生率，但是与两野手术相比，三野手术发生吻合口瘘的风险比为10.01（95%CI：3.83~26.21）[12]。于是我们比较了可以减少食管吻合口瘘的不同策略，包括利用选择性血管化的代食管，必要时的分期手术和大网膜转位。我们还尽量获取了放疗照射记录，以确定在照射靶区内是否有代食管以及吻合位置。放疗记录可以让我们判断放疗靶区并在靶区外的位置吻合，或者让我们考虑使用其他血管化的代食管器官来替代受放疗照射严重的胃。

（一）其他血管增强代食管技术

使用胃作为代食管进行挽救性食管切除术是一种合理的选择。但在某些情况下，如当患者接受过纵隔或颈部放疗、既往胸部或腹部有手术史或有可能影响胃功能的重大合并症（胃瘫、胃出口梗阻或消化性溃疡病）时，其他血管化代食管可能需要重点考虑。胃大弯或腹腔接受高剂量放疗的患者也越来越多，这部分患者也应当考虑使用其他血管化代食管。用以替代胃的其他血管化代食管，包括结肠或长段带蒂空肠。因为带蒂空肠具有较强的微循环功能，所以长节段带蒂空肠是我们机构首选的代食管器官。我们与微血管手术外科团队合作，这种代食管可以有较长的长度，有助于在颈部进行高位食管空肠吻合，也使我们研究组能够通过传统技术降低高风险患者并发症发生率[13-14]。

（二）分期手术

因高剂量放疗辐射或根治性放化疗后形成的瘢痕组织纤维化，所以挽救性食管切除术通常对手术技术要求较高。由于局部硬化和易出血，组织很难分离。另外，先前接受过食管肿瘤切除的患者进行挽救性食管切除术时，严重的粘连使组织间几乎不存在间隙，在此种情况下切除肿瘤和食管的过程可能非常具有挑战性且非常耗时。在这种情况下，由于操作团队的疲劳以及有时涉及空肠间置代食管和微血管吻合等，立即行消化道重建可能不是最佳选择，此时分期切除和重建可能是降低潜在并发症的最佳选择。首先一期食管切除时要进行近端食管旷置，并同时置胃管，进行肠内营养。空肠重建消化道的二期手术可在初次手术后的24小时至6周内进行。通过适当的计划，两阶段分期手术可以降低高风险患者的并发症发生率，达到与接受标准食管切除术的低风险患者相当的水平[15]。

（三）网膜转位

应用网膜移植降低吻合口瘘风险是我们团队的另外一个策略。网膜移植物可以基于胃网膜右动脉的2、3个滋养血管，通常恰好靠近短胃动脉（图8-1）。自横结肠的无血管区附近移除，并调整网膜大小，可以将其覆盖到吻合口和管状胃闭合切缘。在转位到胸部之前，可以将网膜移植物固定到胃上以便于通过食管裂孔（图8-1）。需要注意的是，当网膜移植物过大时难以通过裂孔，并且可能导致因转位网膜占据了右侧胸腔的部分空间引起的肺膨胀不全。

几项随机研究表明，网膜瓣转位覆盖吻合口之后吻合口瘘发生率明显下降[16-17]。另外，吻合口和气管膜部之间如果有网膜移植物，放置食管支架后一旦发生吻合口瘘，可以减小对气管的侵蚀风险，同时也降低了吻合口瘘后再次手术的可能性。回顾我们对网膜转位的经验发现，使用网膜移植物可以显著降低计划性和挽救性食管切除术后的吻合口瘘发生率[18]。在10多年间，607例患者中有215例使用了网膜转位覆盖吻合口加固吻合，通过多变量分析，经网膜覆盖的患者吻合口瘘的风险显著降低（HR：0.2；95%CI：0.12~0.56）。69例患者进行了挽救性食管切除术，其中23例进行了网膜移植，在有网膜转位的挽救性食管切除术中，吻合口瘘发生率为4.6%；而在没有网膜转位加固吻合的吻合口瘘发生率为15%，因此，我们建议所有接受挽救性食管切除术的患者都应考虑使用网膜瓣覆盖吻合口。

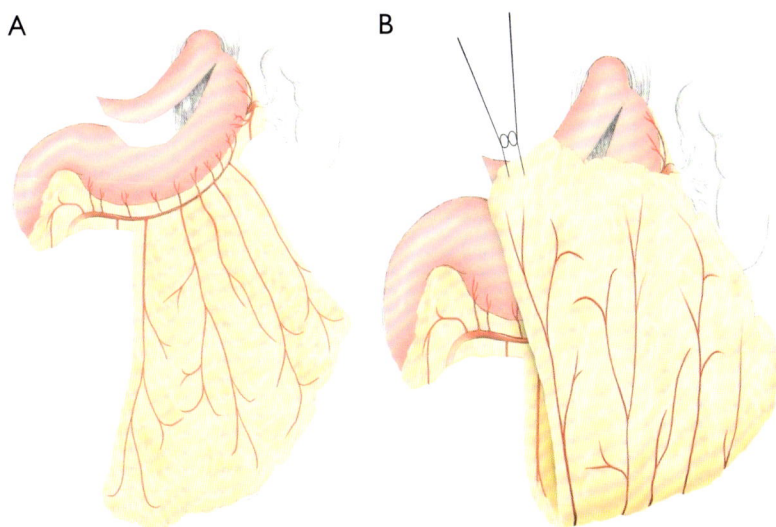

图8-1 转移到胸部或颈部的网膜瓣的制备

我们回顾了近期挽救性食管切除术的经验，并将其与同期的一组计划性食管切除术进行了比较[19]，发现与计划性食管切除术相比，挽救性食管切除术的食管吻合口瘘发生率以及手术死亡率无明显增加（表8-2）。这可能是由各种因素造成的，包括较低的放疗剂量、大多数为腺癌以及较低的食管位置，但也可能是由于转位网膜覆盖技术、带血管蒂代食管器官以及分期手术的应用所致。重要的是，挽救性食管切除术组患者的长期生存率与术前放化疗后计划性手术组患者的长期生存率相似（表8-2），由此再次表明在根治性放化疗后，如果病灶无缓解或复发，身体条件允许的患者均应在高手术量的食管诊疗中心进行挽救性手术的评估。

表8-2 现代挽救性食管切除术的经验

因素	MDACC早期数据[6]（1987—2000年）		MDACC后期数据[19]（1997—2010年）	
	计划性手术	挽救性手术	计划性手术	挽救性手术
病例数	99	13	521	65
吻合口瘘	7%	38%	11%	29%
代食管坏死率	不详	不详	1%	5%
住院死亡率	6%	15%	3%	5%
生存率				
中位（月）	9	30	48	32
5年OS	30%	25%	45%	32%

四、根治性放化疗后选择性挽救食管切除的作用：RTOG 0246

RTOG 85-01研究表明，在食管鳞状细胞癌患者中，可以通过以顺铂+5-FU以及50.4 Gy照射为方案的根治性同步放化疗来获得长期生存（5年生存率18%）[1]。虽然这种治疗方案不需要切除食管，但局部复发率非常高（40%~60%）。RTOG随后尝试降低局部复发率，包括增加诱导化疗和更高剂量的放射治疗（INT 121，122），但这些尝试均以失败告终（毒性增加、存活率降低、局部复发率为60%[2-3]）。最近，欧洲根治性放化疗策略试图将新型治疗药物西妥昔单抗加入放化疗中，但如表8-3所示（SCOPE1），这些尝试并未取得预期的结果，局部控制率以及存活率均无明显改善[21]。

由于这些通过增加放化疗剂量或增加新药来改善生存率和减少局部区域复发的尝试均以失败告终，因此提出了RTOG 0246研究。该研究的目的是：在根治性放化疗后未缓解的或复发性食管癌患者中，选择一个在术后仍然可能保

表8-3　各研究组的患者的长期生存率

研究名称	病例数	鳞癌/腺癌（%）	化疗方案	放疗剂量（Gy）	总生存（%）		
					3年	5年	7年
仅根治性放化疗							
RTOG 8501，1999[1]	134	83/17	顺铂+5-FU	50.4	28	20	14
PRODIGE5，2014[20]	134	85/14	FOLFOX	50	27	不详	不详
SCOPE1，2013[21]	27	74/25	顺铂+卡培他滨	50	26	不详	不详
根治性放化疗后挽救性食管切除术							
RTOG 0246，2016[22]	43	27/73	顺铂+5-FU+紫杉醇	50.4	44	37	32
化疗后计划性食管切除术							
CALGB 9781，2008[23]	30	23/77	顺铂+5-FU	50.4	60	39	不详
CROSS Trial，2012[24]	14	23/75	卡铂+紫杉醇	41.4	63	47	不详

注：FOLFOX，亚叶酸 / 氟尿嘧啶 / 奥沙利铂；5-FU，氟尿嘧啶。

证器官功能的亚组，选择性地应用挽救性食管切除术，观察这部分患者能否从手术中获益。这部分患者接受了积极的同步放化疗后，由肿瘤内科、放疗科和外科医生组成的多学科团队进行会诊，对可疑的未缓解病灶进行评估。如果患者在根治性放化疗后被怀疑肿瘤未完全缓解（Clin Non-CR），则立即进入手术程序。如果肿瘤完全缓解（Clin CR），在接下来的时间里则进行胃镜、CT和PET/CT等的随诊复查，如果发生局部复发而没有远处转移，并且患者身体条件允许，他们也将进入手术程序。该治疗策略与其他根治性放化疗不同，这时放化疗后的患者经多学科评估后，一旦考虑Clin Non-CR，则需立即手术切除。此外，该试验强调对Clin CR患者进行非常仔细的监测计划（每3个月复查1次，共2次；然后每6个月复查1次；之后每年复查1次），以便尽可能早地发现局部复发并确定进行挽救性食管切除术。最近，该选择性切除策略的长期结果（中位随访时间为8.1年）已经公布（表8-3）[25]。与单独使用根治性放化疗的其他研究（SCOPE1和PRODIGES1/ACCORD17）相比，RTOG 0246改善了生存率和病灶局部控制率[20-21]。因此，通过仔细监测增加选择性挽救手术可能是根治性放化疗方法的重要辅助手段。虽然更高剂量的放疗、化疗和新型药物未能改善根治性放化疗的结果，但选择性挽救手术确实可以达到改善生存的效果。

　　进入RTOG 0246共有41例患者，37例完成同步放化疗的患者中21例患者被认为肿瘤未完全缓解（52%），其中17例患者（41%）立即接受手术，并且术后均发现肿瘤局部残留。考虑为Clin CR的15例患者中，3例患者（20%）在随诊时发生局部复发且无远处转移，他们在根治性放化疗后3~18个月进行

了挽救性切除。该组患者5年总生存率为37%，优于其他近期的单独应用根治性放化疗的研究[20-21]，与大多数三联疗法的研究结果相当，除了CROSS试验（表8-3）[24]。需要重点指出的是，在RTOG 0246研究的41例患者中，有20例（49%）不需要食管切除术。

个人观点

我们该如何解释这些研究结果？CROSS研究为同步放化疗后计划性食管切除术的三联疗法设定了高标准，腺癌和鳞状细胞癌患者的5年存活率为47%。鉴于CROSS研究中三联疗法的这些令人印象深刻的结果，我们小组的方法通常是向所有身体条件适合的患者推荐放化疗后计划性食管切除术，这些均为愿意接受切除手术的患者，并不包括需要行喉切除的高位肿瘤患者。虽然在CROSS研究中观察到鳞状细胞癌患者具有非常高的病理完全缓解率，但是我们在MDACC的研究中发现，鳞状细胞癌与腺癌之间的病理缓解率没有显著的统计学差异，所以我们认为病理类型并不是判断是否行三联疗法的依据。

RTOG 0246研究中使用的选择性挽救性食管切除术是一种可行的方法，但是需谨慎用于食管切除风险较高或拒绝接受手术的患者。在这些高风险患者中，仅为那些明确证实未完全缓解的或复发的、并了解切除风险增加的食管癌患者进行选择性挽救切除。选择性挽救切除所面临的一个挑战是无法明确证明是否有微小的残留病灶存在，因为超声内镜下的活检、PET/CT以及CT都不足以检测微观残留病灶[26]。临床表现可能是最好的提示（食管狭窄、吞咽困难等），但也无法明确证明。也许未来，分子检测或血液生物标志物将允许我们选择性地识别出病理完全缓解的患者，我们可以采取完的非手术治疗措施。但现在，对身体条件适合的局部食管癌患者，我们仍然建议行三联疗法——采用诱导放化疗，然后进行计划性食管切除术。

声明

本文作者宣称无任何利益冲突。

参考文献

[1] Cooper JS，Guo MD，Herskovic A，et al. Chemoradiotherapy of Locally Advanced Esophageal Cancer：Long-term Follow-up of a Prospective Randomized Trial（RTOG 85-01）[J]. JAMA，1999，281：1623-1627.

[2] Minsky BD，Neuberg D，Kelsen DP，et al. Neoadjuvant Chemotherapy Plus Concurrent Chemotherapy and High-Dose Radiation for Squamous Cell Carcinoma of the Esophagus：A Preliminary Analysis of the Phase II Intergroup Trial 0122[J]. J Clin Oncol，1996，14：149-155.

[3]   Minsky BD，Pajak TF，Ginsberg RJ，et al. INT 0123 (Radiation Therapy Oncology Group 94-05) Phase III Trial of Combined-Modality Therapy for Esophageal Cancer: High-Dose Versus Standard-Dose Radiation Therapy[J]. J Clin Oncol，2002，20: 1167-1174.

[4]   Mariette C，Dahan L，Mornex F，et al. Surgery Alone Versus Chemoradiotherpy Followed by Surgery for Stage I and II Esophageal Cancer: Final Analysis of Randomized controlled Phase III Trial FFCD 9901[J]. J Clin Oncol，2014，32: 2416-2422.

[5]   Stahl M，Stuschke M，Lehmann N，et al. Chemoradiation with and without surgery in patients with locally advanced squamous cell carcinoma of the esophagus[J]. J Clin Oncol，2005，23: 2310-2317.

[6]   Swisher SG，Wynn P，Putnam JB，et al. Salvage Esophagectomy for Recurrent Tumors after Definitive Chemotherapy and Radiotherapy[J]. J Thorac Cardiovasc Surg，2002，123: 175-183.

[7]   Meunier B，Raoul J，Le Prise E，et al. Salvage esophagectomy after unsuccessful curative chemoradiotherapy for squamous cell cancer of the esophagus[J]. Dig Surg，1998，15: 224-226.

[8]   Nakamura T，Hayashi K，Ota M，et al. Salvage esophagectomy after definitive chemotherapy and radiotherapy for advanced esophageal cancer[J]. Am J Surg，2004，188: 261-266.

[9]   Tomimaru Y，Yano M，Takachi K，et al. Factors affecting the prognosis of patients with esophageal cancer undergoing salvage surgery after definitive chemoradiotherapy[J]. J Surg Oncol，2006，93: 422-428.

[10]   Oki E，Morita M，Kakeji Y，et al. Salvage esophagectomy after definitive chemoradiotherapy for esophageal cancer[J]. Dis Esophagus，2007，20: 301-304.

[11]   Nishimura M，Daiko H，Yoshida J，et al. Salvage Esophagectomy Following Definitive Chemoradiotherapy[J]. Gen Thorac Cardiovasc Surg，2007，55: 461-464.

[12]   Juloori A，Tucker SL，Komaki R，et al. Influence of preoperative radiation field on postoperative leak rates in esophageal cancer patients after trimodality therapy[J]. J Thorac Oncol，2014，9: 534-540.

[13]   Ascioti AJ，Hofstetter WL，Miller MJ，et al. Long-segment, supercharged, pedicled jejunal flap for total esophageal reconstruction[J]. J Thorac Cardiovasc Surg，2005，130: 1391-1398.

[14]   Swisher SG，Hofstetter WL，and Miller MJ. The supercharged microvascular jejunal interposition[J]. Semin Thorac Cardiovasc Surg，2007，19: 56-65.

[15]   Morita M，Nakanoko T，Kubo N，et al. Two-stage operation for high-risk patients with thoracic esophageal cancer: an old operation revisited[J]. Ann Surg Oncol，2011，18: 2613-2621.

[16]   Bhat MA，Dar MA，Lone GN，et al. Use of pedicled omentum in the esophagogastric anastomosis for prevention of anastomotic leak[J]. Ann Thorac Surg，2006，82: 1857-1862.

[17]   Dai JG，Zhang ZY，Min JX，et al. Wrapping of the omental pedicle flap around anastomosis after esophagectomy for esophageal cancer[J]. Surgery，2011，149: 404-410.

[18]   Sepesi B，Swisher SG，Walsh GL，et al. Omental reinforcement of the thoracic esophagogastric anastomosis: An analysis of leak and reintervention rates in patients undergoing planned and salvage esophagectomy[J]. J Thorac Cardiovasc Surg，2012，144: 1146-1150.

[19]   Marks JL，Hofstetter W，Correa AM，et al. Salvage esophagectomy after failed definitive chemoradiation for esophageal adenocarcinoma[J]. Ann Thorac Surg，2012，94: 1126-1132.

[20]   Conroy T，Galais MP，Raoul JL，et al. Definitive Chemoradiotherapy with FOLFOX versus Fluorouracil and Cisplatin in Patients with Oesophageal Cancer (PRODIGE5/ACCORD17):

Final Results of a Randomised Phase 2/3 Trial[J]. Lancet Oncol, 2014, 15: 305-314.

[21]　Crosby T, Hurt CN, Falk S, et al. Chemoradiotherapy with or without Cetuximab in Patietns with Oesophageal Cancer (SCOPE1): A Multicentre, Phase 2/3 Randomised Trial[J]. Lancet Oncol, 2013, 14: 627-637.

[22]　Swisher SG, Moughan J, Komaki RU, et al. Final Results of NRG Oncology RTOG 0246: An Organ-Preserving Selective Resection Strategy in Esophageal Cancer Patients Treated with Definitive Chemoradiation[J]. J Thorac Oncol, 2017, 12: 368-374.

[23]　Tepper J, Krasn MJ, Niedzwiecki D, et al. Phase III Trial of Trimodality Therapy with Cisplatin, Fluorouracil, Radiotherapy, and Surgery Compared With Surgery Alone for Esophageal Cancer: CALGB 9781[J]. J Clin Oncol, 2008, 26: 1086-1092.

[24]　van Hagen P, Hulshoff MC, van Lanschot JJ, et al. Preoperative Chemoradiotherapy for Esophageal or Junctional Cancer[J]. N Engl J Med, 2012, 366: 2074-2084.

[25]　Swisher SG, Winter KA, Komaki RU, et al. A phase II study of a paclitaxel-based chemoradition regimen with selective surgical salvage for resectable locoregionally advanced esophageal cancer: initial reporting of RTOG 0246[J]. Int J Radiat Oncol Biol Phys, 2012, 82: 1967-1972.

[26]　Swisher SG, Maish M, Erasmus JJ, et al. Utility of PET, CT, and EUS to identify pathologic responders in esophageal cancer[J]. Ann Thorac Surg, 2004, 78: 1152-1160.

译者：甘向峰，中山大学附属第五医院

审校：张瑞祥，国家癌症中心/中国医学科学院肿瘤医院

Cite this article as: Swisher SG, Marks J, Rice D. Salvage esophagectomy for persistent or recurrent disease after definitive chemoradiation. Ann Cardiothorac Surg 2017;6(2):144-151. doi: 10.21037/acs.2017.03.02

第九章　食管癌手术原则——手术路径和最佳淋巴结清扫范围

Philippe Nafteux, Lieven Depypere, Hans Van Veer, Willy Coosemans, Toni Lerut

Department of Thoracic Surgery, University Hospital Leuven, Belgium
Correspondence to: Toni Lerut. Department of Thoracic Surgery, University Hospital Leuven, Belgium. Email: toni.lerut@med.kuleuven.be.

摘要：食管癌和胃食管交界部（gastro-esophageal junction，GEJ）癌的外科治疗被认为是最复杂和最具挑战性的消化道手术之一。这是由于其与胸部重要结构的关系密切，以及早期通过密集而复杂的黏膜下淋巴管网转移的趋势。本文根据不断发展的技术，特别是微创食管切除术（minimally invasive esophagectomy，MIE），讨论了不同的手术路径。不同的手术路径与仍在进行的关于淋巴结清扫范围的争论密不可分，鉴于新辅助治疗的广泛应用以及对术后生活质量的日益重视，对这一争论正在形成一个新的认识。最后，介绍本中心正在应用的一个实用且个体化的方法。

关键词：食管癌；淋巴结清扫；经胸；经膈肌裂孔；微创食管切除术（MIE）

View this article at: http://dx.doi.org/10.21037/acs.2017.03.04

一、引言

食管癌的手术治疗策略复杂，远期效果往往令人失望。食管恶性肿瘤很容易侵犯到邻近的器官，这使得肿瘤不能手术切除。此外，淋巴结转移在食管癌早期就可能发生，对生存有负面影响。食管黏膜内癌淋巴结转移率不到5%，而食管黏膜下癌的淋巴结转移率高达30%~40%[1]。此外，食管壁的特点是有广泛的黏膜下淋巴丛，这为早期淋巴结转移提供了引流途径，并导致跳跃性转移的发生（即原发肿瘤附近的淋巴结未发生转移，但位置较远的淋巴结有转移）[2]。其结果是超过80%的跨壁肿瘤表现为淋巴结转移，且转移淋巴结数目随着肿瘤体积的增大而增加。复杂的还有胃食管交界部（GEJ）肿瘤，有一部分被归类为胃癌，另一部分被归类为食管癌。这就涉及食管癌和GEJ肿瘤的手术入路、外科技术和淋巴清扫范围策略的争议。

二、外科治疗原则

食管癌的外科治疗策略建立在优化肿瘤预后和进一步控制并发症发生率/病死率的基础上，以便在这种大手术后不会危及生存，降低生活质量。

（一）手术路径的多样性

几十年来，食管癌患者潜在的最佳根治性手术技术一直存在争议。有限的经膈肌裂孔食管切除术（transhiatal esophagectomy，THE）的发展，主要是为了通过避免正规的剖胸手术来将术后的并发症发生率/病死率降至最低，但是这也限制了淋巴结的清扫范围[3]。另一方面，采用经胸入路食管切除（transthoracic esophagectomy，TTE）加后纵隔、上腹部两野淋巴结清扫，可以提高淋巴结清扫的彻底性和肿瘤局部控制率[4-6]。普遍认为，更广泛的淋巴结清扫可以提供更准确的分期，但它对提高生存率的作用，特别是在新辅助治疗加手术的时代，仍有争议。

肿瘤的早期淋巴扩散和完整切除（R0）给根治性手术带来了挑战，且存争议，并因此影响着手术策略和入路的选择。

食管癌淋巴结转移发生得较早，有研究表明，20%~40%的早期黏膜下（T1b）食管肿瘤已经发生区域淋巴结转移[7-8]。因此，常见的如内镜下黏膜切除术（endoscopic mucosal resection，EMR），一般只适用于黏膜内肿瘤（T1a）的患者[9]。此外，食管癌淋巴结转移的模式不可预测，往往跳跃转移到更远的淋巴结，而直接靠近原发肿瘤的淋巴结并未转移[10]。因此，在经胸整块（en bloc）食管切除术中进行的扩大淋巴结清扫术，理论上增加了彻底切除所有阳性淋巴结的机会，被认为可以改善肿瘤的局部控制率和长期生存率。

国际食管癌协作组（Worldwide Esophageal Cancer Collaboration，WECC）对

3 572例接受完整切除术（60%腺癌，40%鳞状细胞癌）的患者进行了大型回顾性研究，结果表明，清扫淋巴结总数高是食管癌或GEJ癌初始治疗为手术的患者生存率提高的独立预测因素[11]。此外，Peyre等[12]的一项研究也表明了这一观点。这一生存益处的最佳阈值是清扫至少23个淋巴结，而最有可能达到这个数字的手术是整体切除。这些发现清楚地表明支持最大限度地扩大淋巴结清扫的范围。

相反，其他研究和Meta分析对这些结论提出了质疑[13-15]。HIVEX研究是关于食管腺癌和GEJ癌的前瞻性随机对照试验，该研究比较了THE加局限性淋巴结清扫和TTE加扩大淋巴结清扫两种术式，是迄今唯一的对比这两种术式的前瞻性研究[16]。两组的术后死亡率和总体预后无明显差异（$P=0.45$），但术中出血量和近期疗效THE组明显优于TTE组。然而，在随后对真正的食管癌（食管下段或Siewert I型）患者的亚组分析中，TTE组获得了更好的长期生存率，特别是在阳性淋巴结数量有限的患者中（$P=0.02$）[16]。

Boshier等[14]最近的Meta分析，再次表明THE组比TTE组改善了短期预后，而不会危及长期的肿瘤预后。THE手术时间（$P<0.001$，CI：40~129）、住院时间（$P<0.01$，CI：1~7）更短，呼吸道并发症发生率（OR：1.37，95%CI：1.05~1.79，$P=0.02$）、围手术期死亡率（OR：1.48，95%CI：1.20~1.83，$P<0.001$）更低。TTE组淋巴结清扫个数更多，平均比THE多8个淋巴结（95%CI：1~14，$P=0.02$），且吻合口瘘及喉返神经麻痹发生率更高。此外，作者提醒这些结果应该谨慎分析，因为更晚期的肿瘤可能会优先接受TTE治疗，这可能会影响TTE潜在的生存获益。事实上，一项涉及17 000多例患者的大样本多中心研究未能证实THE在短期疗效中的优势[17]。此外，最近加速康复（ERAS）方案在食管外科的应用可能会进一步降低并发症发生率并改善短期预后，特别是在TTE缩小了与THE的差距之后。

所有这些关于切除广泛性和淋巴结清扫范围的报告似乎更倾向于TTE，而不是THE。后者的理论基础仅仅是为了减少围手术期的并发症发生率和可能的围手术期死亡率。

MIE有可能减少手术创伤，降低术后并发症和围手术期死亡率，同时保证切除的彻底性和淋巴结清扫的范围，从而改善短期预后，这在相关的Meta分析[18-20]和一项前瞻性随机对照研究[21]中已显示出来。

在TIME研究（荷兰）中[21]，对115例可切除食管癌和GEJ癌患者进行了经胸MIE和开放TTE的比较。对于同等数量的淋巴结清扫和相同的肿瘤预后，MIE组肺部感染率更低（RR：0.35，95%CI：0.16~0.78，$P=0.005$）。然而，批评该研究的主要观点是该研究纳入的患者数量有限，随访时间有限，以及主要研究终点的主观性。

随着时间的推移，腔镜技术的引入除了完全的MIE之外还产生了许多其他

形式，通常被称为杂交MIE，包括部分开放、部分腔镜的组合[22]。

最近，法国MIRO研究的结果已经公布[23]。这项针对207例患者的前瞻性随机对照试验比较了TTE和杂交MIE（剖胸、腹腔镜）。杂交手术组术后主要并发症发生率（OR：0.31，95%CI：0.18~0.55，P=0.0001）和肺部并发症发生率（30.1% vs 17.7%，P=0.037）均更低。

这些研究已经使MIE技术在食管癌和GEJ癌患者中的使用增加，尽管长期预后仍然缺乏证据。

（二）淋巴结清扫范围——一个持续的争论

根据国际食管疾病学会1995年会议共识[24]，二野淋巴结清扫可分为3种：

（1）标准二野淋巴结清扫：除广泛的原发肿瘤局部切除外，还包括从膈肌到隆突下和主肺动脉窗的整个后纵隔淋巴结清扫。腹部包括腹腔干淋巴结、肝总动脉和脾动脉淋巴结、胃小弯淋巴结和小网膜淋巴结（也称为DⅡ淋巴结清扫）。

（2）扩大二野淋巴结清扫：除标准二野淋巴结清扫外，加行右侧气管沟向上至右喉返神经旁和头臂干旁淋巴结清扫。

（3）完全二野淋巴结清扫：在扩大二野淋巴结清扫的基础上，加行左侧气管沟包括左喉返神经旁的淋巴结清扫。

虽然在鳞状细胞癌中，上纵隔淋巴结转移率很高已被广泛接受[25]，但在腺癌中这一点并不明确。根据Siewert对1 602例腺癌患者的研究，上纵隔淋巴结转移的风险估计为5%[26]。重要的是要认识到，超过60%的SiewertⅠ型腺癌患者接受了THE切除，这严重限制了这些结果的有效性，因为THE行隆突以上的纵隔淋巴结清扫几乎是不可能的。

而在一组三切口食管切除加扩大二野淋巴结清扫的GEJ腺癌中，隆突下及上纵隔淋巴结转移的比例为23%[27]。此外，D'Journo等[28]的一项研究清楚地表明，在25%的患者和超过35%的淋巴结阳性患者中，标准二野淋巴结清扫会导致分期不足，进而导致切除不彻底。这说明淋巴结清扫在确定肿瘤淋巴结转移范围方面的重要性，而经膈肌裂孔入路或标准二野淋巴结清扫显然低估了这一点。

重要的是，在同一研究中，多变量分析发现扩大淋巴结清扫是改善总生存和无病生存率的独立预测因子，这表明该技术具有生存获益。然而，这项研究的局限性在于亚组分析中，生存差异仅见于N0组患者，而不是N+组，这可能可以用分期迁移效应来解释。事实上，扩大淋巴结清扫明显降低了N状态的假阴性患者的比例，但不一定会改善总体预后。相反，对于那些手术后最终出现隐匿性残留病灶而不太可能通过辅助治疗进行治疗的患者来说，标准二野淋巴清扫将导致患者失去根治的机会。

显然，不仅转移淋巴结的存在与否对生存很重要，转移淋巴结的数量也很重要。事实上，在前文提到的HIVEX的后续研究中，在转移淋巴结数量有限的住院患者（1~8个受累淋巴结）中，与THE相比，TTE组的生存率（64% vs 23%，P=0.02）更高[16]。此外，在转移淋巴结数目较少的患者中，淋巴结转移的解剖位置在接受扩大淋巴结清扫的患者中似乎没有起那么重要的作用。在一组由日本学者Watanabe等[29]通过扩大二野或三野淋巴结清扫治疗的中下段食管癌患者中，喉返神经旁或贲门旁有单个淋巴结转移的患者有相似的生存率。

（三）三野淋巴结清扫

食管癌淋巴结转移的方式并不局限于胸腔和腹腔。在食管下段癌患者中，约有1/4的患者在颈部有转移[30]。在三野淋巴结清扫中，除已提到的胸腹部淋巴结清扫外，还包括颈部的食管旁、颈内动脉外侧以及锁骨上的淋巴结清扫。关于三野淋巴清扫的大部分文献来自远东，特别是日本，最近则来自中国。两项前瞻性随机对照研究已发表[31-32]。然而，由于太多固有的偏见问题，这些内容可能有些过时并受到了严厉的批评。最近的一项Meta分析清楚地表明，三野淋巴结清扫可以提高鳞状细胞癌患者的生存率（HR：0.64，95%CI：0.56~0.73，P=0.000），尤其是胸中上段食管鳞状细胞癌患者的生存率[33]。然而，对于食管腺癌患者来说，三野淋巴结清扫的优势就不那么明显。两个WESTERN系列研究显示，喉返神经旁或颈部淋巴结转移率很高，即使在胸下段食管腺癌和GEJ腺癌中也是如此，这对分期有明显的影响[34-35]。此外，在Lerut等[34]的研究中，13%术前无临床淋巴结转移证据的患者中，术后病理证实了隐匿性颈胸部淋巴结转移。基于腺癌颈部淋巴结转移的不良预后（基本上没有存活超过2年的患者），PET或PET/CT在临床分期过程中对淋巴结诊断的改进，以及并发症（吻合口瘘，喉返神经麻痹）风险的增加，三野淋巴结清扫在腺癌中一直没有作为标准术式被接受。只有转移淋巴结数目较少的患者才有可能在三野淋巴结清扫后获得更高的生存率[34-35]。

为了优化三野淋巴结清扫的应用，以避免不必要的并发症，可以利用喉返神经链淋巴结作为前哨淋巴结。事实上，在一组系统地接受三野淋巴结清扫的胸中下段食管癌患者中，喉返神经旁淋巴结阳性患者的颈淋巴结转移率（51.6%）明显高于喉返神经淋巴结阴性患者（11.6%）[36]。除胸上段食管癌或临床怀疑颈部淋巴结转移的患者外，喉返神经旁淋巴结术中冰冻病理阴性可不必行三野淋巴结清扫术。

（四）新辅助治疗：策略的改变和争论的2.0版

上述绝大多数研究主要包括在没有新辅助治疗的情况下直接接受手术的患

者。如今，大多数局部晚期食管癌患者都在手术前接受新辅助治疗，特别是自从CROSS研究结果发表以来[37]。在这项研究中，与单纯手术治疗的患者相比，接受新辅助治疗后再手术的患者的淋巴结清扫个数明显减少。此外，单纯手术后，淋巴结清扫个数与生存率呈正相关（每增加清扫10个淋巴结的HR：0.76；$P=0.007$），而新辅助治疗后则并非如此（HR：1.00；$P=0.98$），提示扩大淋巴结清扫在直接手术患者中可能起到相关作用，而在新辅助治疗后接受手术的患者中没有相关作用[38]。

此外，最近对在英国一个大的中心接受食管手术（大多数是在新辅助治疗后）的患者进行的队列研究表明，淋巴结清扫的范围对5年生存率没有影响[39]。

另一方面，按照WECC定义的最佳淋巴结清扫标准[11]（T1至少清扫10个淋巴结，T2清扫20个，T3~4清扫30个被视为最佳淋巴结清扫），在一项对新辅助治疗后接受TTE的患者的回顾性研究中，与非最佳淋巴结清扫相比，最佳淋巴结清扫标准可提高患者的生存率[40]。

显然，基于现有的证据，关于淋巴结清扫范围的争论还会继续。

（五）淋巴结清扫的并发症与生活质量

除了更广泛的淋巴结清扫可能会改善分期，减少局部复发，特别是在转移淋巴结数量有限的患者中可能提高总生存率外，还必须考虑到在进行更广泛的淋巴结清扫时并发症发生率增加的风险。现有证据表明，与标准二野相比，扩大淋巴结清扫后的并发症发生率增加，特别是呼吸系统并发症和需要输血的风险增加[28]。首先，主要并发症可能会对肿瘤预后产生负面影响，特别是早期复发[41]。其次，并发症显然会对生活质量产生负面影响，随着长期预后的稳步改善，这一点正受到越来越多的关注[42]。因此，考虑到并发症增加的风险，必须权衡扩大淋巴结清扫的可能获益。瑞典最近的一项全国性、基于人群的队列研究表明，更广泛的淋巴结清扫既不会增加围手术期死亡率[43]，也不会对患者与健康相关的短期或长期生活质量产生负面影响[44]，这可能会令外科医生更自由地选择更广泛的淋巴结清扫，从而最大限度地提高更广泛的淋巴结清扫可能带来的生存获益。

三、Leuven观点——一种务实的方案

很明显，根据现有的证据，确定食管癌患者的具有循证医学证据手术方法是一个挑战。因此，比利时Leuven中心制订了一种更务实的手术方案来治疗食管癌。

TTE是所有食管和GEJ肿瘤的主要治疗方法，因为它可能是根治性切除、

最佳淋巴结清扫和提高存活率的最好机会。

根据最近的文献，俯卧位经胸的MIE已成为我们首选的术式。对于新辅助治疗前后气管旁的巨大肿瘤，采用右开胸、腹腔镜、颈部吻合术进行杂交手术。正如MIRO研究[23]所显示的那样，这种方法具有降低并发症发生率的可能，并为外科医生从气管膜部分离肿瘤以便达到R0切除，而不至于气管穿孔提供了更好的把握性和安全性，而这在胸腔镜手术中是一个越来越令人担忧的问题。

上述两种手术方式都将进行扩大的二野淋巴结清扫术，如果认为有必要，可以切除喉返神经旁淋巴结行术中冰冻，以决定是否应该进行三野淋巴结清扫。在胸上段食管癌或颈部淋巴结转移的情况下（新辅助治疗前或手术中），必须行三野淋巴结清扫。

当不能进行微创手术时（如先前曾行胸部手术或上消化道大手术，致密的纤维粘连等），根据肿瘤的位置（位于主动脉弓水平以上或以下的肿瘤，分别从右胸或左胸）和淋巴结转移的程度，行开放TTE。如果肿瘤侵犯胃的范围较广（沿胃小弯侧超过5 cm），则行经左胸腹联合入路的全胃切除术。对于合并症较多、心肺功能受限或其他特殊情况的患者，我们保留更多个体化的术式和淋巴结清扫范围。

作为比利时第三大转诊中心，由于施行个体化的手术方案，我们中心大约有一半的患者接受俯卧位完全MIE治疗，另一半患者接受MIRO型杂交手术或完全开放手术治疗。

声明

本文作者宣称无任何利益冲突。

参考文献

[1] Clark GW，Peters JH，Ireland AP，et al. Nodal metastasis and sites of recurrence after en bloc esophagectomy for adenocarcinoma[J]. Ann Thorac Surg，1994，58：646-653.

[2] Akiyama H，Tsurumaru M，Kawamura T，et al. Principles of surgical treatment for carcinoma of the esophagus：analysis of lymph node involvement[J]. Ann Surg，1981，194：438-446.

[3] Orringer MB. Thranshiatal esophagectomy without thoracotomy for carcinoma of the thoracic esophagus[J]. Ann Surg，1984，200：282-288.

[4] Lerut T，Coosemans W，De Leyn P，et al. Optimizing treatment of carcinoma of the esophagus and gastroesophageal junction[J]. Surg Oncol Clin N Am，2001，10：863-884.

[5] Müller JM，Erasmi H，Stelzner M，et al. Surgical therapy of oesophageal carcinoma[J]. Br J Surg，1990，77：845-857.

[6] Altorki NK，Girardi L，Skinner DB. En bloc esophagectomy improves survival for stage III esophageal cancer[J]. J Thorac Cardiovasc Surg，1997，114：948-955.

[7] Stein HJ, Feith M, Bruecher BL, et al. Early esophageal cancer: pattern of lymphatic spread and prognostic factors for long-term survival after surgical resection[J]. Ann Surg, 2005, 242: 566-573.

[8] Westerterp M, Koppert LB, Buskens CJ, et al. Outcome of surgical treatment for early adenocarcinoma of the esophagus or gastro-esophageal junction[J]. Virchows Arch, 2005, 446: 497-504.

[9] Fujita H, Sueyoshi S, Yamana H, et al. Optimum treatment strategy for superficial esophageal cancer: endoscopic mucosal resection versus radical esophagectomy[J]. World J Surg, 2001, 25: 424-431.

[10] Nishimaki T, Suzuki T, Kanda T, et al. Extended radical esophagectomy for superficially invasive carcinoma of the esophagus[J]. Surgery, 1999, 125: 142-147.

[11] Rizk NP, Ishwaran H, Rice TW, et al. Optimum lymphadenectomy for esophageal cancer[J]. Ann Surg, 2010, 251: 46-50.

[12] Peyre CG, Hagen JA, DeMeester SR, et al. The number of lymph nodes removed predicts survival in esophageal cancer: an international study on the impact of extent of surgical resection[J]. Ann Surg, 2008, 248: 549-556.

[13] Davies AR, Sandhu H, Pillai A, et al. Surgical resection strategy and the influence of radicality on outcomes in oesophageal cancer[J]. Br J Surg, 2014, 101: 511-517.

[14] Boshier PR, Anderson O, Hanna GB. Transthoracic versus transhiatal esophagectomy for the treatment of esophagogastric cancer: a meta-analysis[J]. Ann Surg, 2011, 254: 894-906.

[15] Hulscher JB, van Sandick JW, de Boer AG, et al. Extended transthoracic resection compared with limited transhiatal resection for adenocarcinoma of the esophagus[J]. N Engl J Med, 2002, 347: 1662-1669.

[16] Omloo JM, Lagarde SM, Hulscher JB, et al. Extended transthoracic resection compared with limited transhiatal resection for adenocarcinoma of the mid/distal esophagus: five-year survival of a randomized clinical trial[J]. Ann Surg, 2007, 246: 992-1000.

[17] Connors RC, Reuben BC, Neumayer LA, et al. Comparing outcomes after transthoracic and transhiatal esophagectomy: a 5-year prospective cohort of 17,395 patients[J]. J Am Coll Surg, 2007, 205: 735-740.

[18] Lv L, Hu W, Ren Y, et al. Minimally invasive esophagectomy versus open esophagectomy for esophageal cancer: a meta-analysis[J]. Onco Targets Ther, 2016, 9: 6751-6762.

[19] Biere SS, Cuesta MA, van der Peet DL. Minimally invasive versus open esophagectomy for cancer: a systematic review and meta-analysis[J]. Minerva Chir, 2009, 64: 121-133.

[20] Nagpal K, Ahmed K, Vats A, et al. Is minimally invasive surgery beneficial in the management of esophageal cancer?[J]. A meta-analysis. Surg Endosc, 2010, 24: 1621-1629.

[21] Biere SS, van Berge Henegouwen MI, Maas KW, et al. Minimally invasive versus open oesophagectomy for patients with oesophageal cancer: a multicentre, open-label, randomised controlled trial[J]. Lancet, 2012, 379: 1887-1892.

[22] Decker G, Coosemans W, De Leyn P, et al. Minimally invasive esophagectomy for cancer[J]. Eur J Cardiothorac Surg, 2009, 35: 13-20.

[23] Briez N, Piessen G, Bonnetain F, et al. Open versus laparoscopically-assisted oesophagectomy for cancer: a multicentre randomised controlled phase III trial - the MIRO trial[J]. BMC

Cancer,2011,11：310.

[24] Fumagalli U. Resective surgery for cancer of the thoracic esophagus. Results of a Consensus Conference held at the VIth World Congress of the International Society for Diseases of the Esophagus[J]. Dis Esophagus,1996,9：30-38.

[25] Udagawa H，Akiyama H. Surgical treatment of esophageal cancer：Tokyo experience of the three-field technique[J]. Dis Esophagus,2001,14：110-114.

[26] Feith M，Stein HJ，Siewert JR. Adenocarcinoma of the esophagogastric junction：surgical therapy based on 1602 consecutive resected patients[J]. Surg Oncol Clin N Am,2006,15：751-764.

[27] Lagarde SM，Cense HA，Hulscher JB，et al. Prospective analysis of patients with adenocarcinoma of the gastric cardia and lymph node metastasis in the proximal field of the chest[J]. Br J Surg,2005,92：1404-1408.

[28] D'Journo XB，Doddoli C，Michelet P，et al. Transthoracic esophagectomy for adenocarcinoma of the oesophagus：standard versus extended two-field mediastinal lymphadenectomy?[J]. Eur J Cardiothorac Surg,2005,27：697-704.

[29] Watanabe H，Kato H，Tachimori Y. Significance of extended systemic lymph node dissection for thoracic esophageal carcinoma in Japan[J]. Recent Results Cancer Res,2000,155：123-133.

[30] Akiyama H，Tsurumaru M，Udagawa H，et al. Radical lymph node dissection for cancer of the thoracic esophagus[J]. Ann Surg,1994,220：364-372.

[31] Kato H，Watanabe H，Tachimori Y，et al. Evaluation of neck lymph node dissection for thoracic esophageal carcinoma[J]. Ann Thorac Surg,1991,51：931-935.

[32] Nishihira T，Hirayama K，Mori S. A prospective randomized trial of extended cervical and superior mediastinal lymphadenectomy for carcinoma of the thoracic esophagus[J]. Am J Surg,1998,175：47-51.

[33] Ye T，Sun Y，Zhang Y，et al. Three-field or two-field resection for thoracic esophageal cancer：a meta-analysis[J]. Ann Thorac Surg,2013,96：1933-1941.

[34] Lerut T，Nafteux P，Moons J，et al. Three-field lymphadenectomy for carcinoma of the esophagus and gastroesophageal junction in 174 R0 resections：impact on staging, disease-free survival, and outcome：a plea for adaptation of TNM classification in upper-half esophageal carcinoma[J]. Ann Surg,2004,240：962-972.

[35] Altorki N，Kent M，Ferrara C，et al. Three-field lymph node dissection for squamous cell and adenocarcinoma of the esophagus[J]. Ann Surg,2002,236：177-183.

[36] Shiozaki H，Yano M，Tsujinaka T，et al. Lymph node metastasis along the recurrent nerve chain is an indication for cervical lymph node dissection in thoracic esophageal cancer[J]. Dis Esophagus,2001,14：191-196.

[37] van Hagen P，Hulshof MC，van Lanschot JJ，et al. Preoperative chemoradiotherapy for esophageal or junctional cancer[J]. N Engl J Med,2012,366：2074-2084.

[38] Koen Talsma A，Shapiro J，Looman CW，et al. Lymph node retrieval during esophagectomy with and without neoadjuvant chemoradiotherapy：prognostic and therapeutic impact on survival[J]. Ann Surg,2014,260：786-792

[39] Lagergren J，Mattsson F，Zylstra J，et al. Extent of Lymphadenectomy and Prognosis After Esophageal Cancer Surgery[J]. JAMA Surg,2016,151：32-39.

[40] Stiles BM, Nasar A, Mirza FA, et al. Worldwide Oesophageal Cancer Collaboration guidelines for lymphadenectomy predict survival following neoadjuvant therapy[J]. Eur J Cardiothoracic Surg, 2012, 42: 659-664.

[41] Lerut T, Moons J, Coosemans W, et al. Postoperative complications after transthoracic esophagectomy for cancer of the esophagus and gastroesophageal junction are correlated with early cancer recurrence: role of systematic grading of complications using the modified Clavien classification[J]. Ann Surg, 2009, 250: 798-807.

[42] Nafteux P, Durnez J, Moons J, et al. Assessing the relationships between health-related quality of life and postoperative length of hospital stay after oesophagectomy for cancer of the oesophagus and the gastro-oesophageal junction[J]. Eur J Cardiothorac Surg, 2013, 44: 525-533.

[43] Lagergren J, Mattsson F, Davies A, et al. Lymphadenectomy and risk of reoperation or mortality shortly after surgery for oesophageal cancer[J]. Sci Rep, 2016, 6: 36092.

[44] Schandl A, Johar A, Lagergren J, et al. Lymphadenectomy and health-related quality of life after oesophageal cancer surgery: a nationwide, population-based cohort study[J]. BMJ Open, 2016, 6: e012624

译者：王镇，国家癌症中心/中国医学科学院肿瘤医院
审校：李印，国家癌症中心/中国医学科学院肿瘤医院

Cite this article as: Nafteux P, Depypere L, Van Veer H, Coosemans W, Lerut T. Principles of esophageal cancer surgery, including surgical approaches and optimal node dissection (2- *vs.* 3-field). Ann Cardiothorac Surg 2017;6(2):152-158. doi: 10.21037/acs.2017.03.04

第十章　食管癌治疗的未来方向

Ori Wald[1], Brandon Smaglo[2], Henry Mok[3], Shawn S. Groth[1]

[1]Division of General Thoracic Surgery, Michael E. DeBakey Department of Surgery,
[2]Division of Hematology/Oncology, Department of Medicine, [3]Department of Radiation
Oncology, Baylor College of Medicine, Houston, TX, USA
Correspondence to: Shawn S. Groth, MD, MS, FACS. Baylor College of Medicine, Michael
E. DeBakey Department of Surgery, Division of General Thoracic Surgery, One Baylor
Plaza, BCM 390, Houston, TX 77005, USA. Email: Shawn.Groth@bcm.edu.

摘要：食管癌的切除技术不断发展，从早期食管癌的内镜下黏膜切除术（EMR）或内镜黏膜下剥离术（ESD），到局部晚期食管癌标准的机器人辅助微创食管癌切除术。虽然目前评估管状胃血液灌注和前哨淋巴结的能力还有限，但机器人手术平台中的嵌入式技术将来可能会在食管切除术中发挥更大的作用。靶向疗法、免疫检查点抑制剂、工程化免疫细胞疗法和癌症疫苗的使用在全身治疗方面显示出新的希望。放射治疗技术正变得越来越复杂，未来它们可能在Ⅳ期疾病的治疗中发挥更积极的作用。

关键词：食管肿瘤；食管切除术；药物治疗；免疫治疗；放射治疗

View this article at: http://dx.doi.org/10.21037/acs.2017.02.01

　　食管癌的切除技术在持续发展，从EMR或ESD用于早期食管癌治疗，到包括标准的机器人辅助微创食管切除术的多学科综合治疗模式用于局部晚期食管癌的治疗。虽然目前仅限于评估代食管器官灌注和前哨淋巴结，但机器人手术平台中的嵌入式技术在未来的食管切除术中可能会发挥更大的作用。靶向疗法、免疫检查点抑制剂、工程化免疫细胞疗法和癌症疫苗的使用在治疗全身性疾病方面显示出新的希望。放射治疗技术日益成熟，未来可能会在Ⅳ期疾病的治疗中发挥更积极的作用。

　　从西奥多·毕罗斯在19世纪末的工作开始，食管癌的切除技术一直就像是"男人一再输给更强大的对手，但却坚持不平等地战斗，直到问题的本质变得明朗、进而赢得这场战争"[1]。

一、食管切除术的未来发展方向

　　从Torek博士完成第1例食管切除术开始，外科医生们就一直与强大的对手——食管癌在战斗，这些对手包括围手术期的并发症发生率和死亡率、代食管器官的功能效果和疾病特异性生存率。在这场战斗中，手术技术已经从Torek博士最初的独特的解剖重建术，到Luketich博士开展完全微创技术。虽然关于最佳手术入路和吻合技术、改进胃排空操作的必要性，以及其他的手术细节的争论一直没有定论。但食管外科未来最大的变化预计是扩大使用微创技术、不断推广在手术室内使用的新技术以及将先进的内镜下切除术用于小的早期肿瘤。

　　过去30年中重大的技术进步，包括高清晰度成像技术、新型能量设备和机械缝合技术的使用开创了微创手术的革命。随着知识的积累和技术的发展，多个单中心系列研究、随机对照试验、系统评价和Meta分析表明，微创食管切除术（MIE）与开放手术相比有相似的疗效，包括潜在的更低（如肺部）并发症发生率和良好的短期生活质量评分，且肿瘤学治疗效果也相近[2-3]。

　　MIE技术仍在发展。传统的胃底尖端缺血是通过简单的目测评估（有或无辅助使用多普勒超声）有其局限性。随着成像技术取得最新进展，如近红外吲哚菁绿（ICG）诱导荧光成像[4]，医生可以更精确地实时评估管状胃血流灌注情况，这样可能会使吻合口瘘发生率降低。

　　ICG荧光成像已被用于识别食管癌前哨淋巴结[5]。随着术中荧光成像技术的发展，肿瘤靶向荧光可能成为现实，我们将能够实时观察肿瘤边缘和受累淋巴结。

　　尽管近20年的文献为MIE的安全性和有效性提供了有力支持，但机器人辅助MIE的角色还不清楚。虽然多个报告已显示出机器人辅助MIE有良好效果[6-8]，但它与传统MIE比较，效果尚存争议。而且在不久的将来，以患者为中心的理念使它不太可能超过标准MIE。

目前可用的机器人平台有其缺点和优点。购买和维护费用昂贵，这对成本受限的医疗保健系统具有重要影响。由于成本的原因，机器人手术系统（如果在特定的医院可用）通常在多个外科专科之间共享。因此，在机器人辅助的MIE中获得专业知识的训练时间可能是有限的。因为外科医生坐在远离手术台的控制台上，所以需要一名熟练的助手来更换器械，将缝合线送入患者体内，指导缝合，并为术中危及生命的并发症提供即时处理。

当然，机器人平台也有许多优势。特别是它的摄像头稳定，完全由外科医生控制，并提供放大的高清晰度3D摄像头。EndoWrist®技术与达芬奇®外科系统（Intuitive Surgical Inc.，Sunnyvale，CA，USA）配合使用，可实现比传统腹腔镜/胸腔镜设备更高的手动灵活性，从而增强精准度。与标准的胸腔镜/腹腔镜MIE技术相比，这项技术使传统开展开放手术的外科医生更容易过渡到MIE，使MIE技术更加广泛地应用于患者。对于经验丰富的MIE外科医生来说，机器人平台未来的关键好处之一是嵌入式技术的不断发展。

二、早期癌切除术的未来发展方向

虽然食管切除术仍然是可切除食管癌治疗的基石，但EMR和ESD已经成为精确分期和切除早期肿瘤达到治愈的手段。关于这些技术的更详细的讨论将在后面展开。

总之，对于有治愈可能的肿瘤，必须有可接受的低淋巴结转移风险，这是由内镜超声和组织学肿瘤特征（即浸润深度、淋巴血管浸润的存在和肿瘤分化）决定的。对于T1a肿瘤，淋巴结转移的风险不足2%；对于T1b肿瘤，风险从SM1（黏膜下层的浅1/3）的20%增加到SM3浸润（黏膜下层的深1/3）的50%以上[9]。因此，EMR和ESD是淋巴结阴性且<2 cm的T1a肿瘤和低危T1b肿瘤（如无脉管浸润和SM1浸润）患者的合适选择。无论采用哪种技术，腺癌患者都需要内镜辅助消除残留的巴雷特食管。

许多研究证明了EMR和ESD在治愈方面的有效性。据报道，肿瘤完全根除率为95%~100%，5年生存率为98%~100%。虽然超过30%的患者出现局部复发，但其中许多患者容易接受再次EMR或ESD治疗[10]。关于这些结果，EMR和ESD领域发表了大量研究文献，现在其被NCCN指南列为可接受的治疗策略[11]。

三、分子医学

分子医学未来可能在食管癌患者诊断和治疗中发挥作用。虽然使用微阵列技术进入临床应用还处于起步阶段，但初步研究已展现出前景。基因表达谱可区分正常黏膜、重度异型增生、原位癌和癌[12]、鉴别巴雷特食管和腺癌[13-14]、腺癌和鳞状细胞癌[12]。由于PET对患者接受放化疗后治疗效果的病理反应的真

实度有些不确定性，分子诊断可能会给临床医生更好地了解和管理此类患者提供帮助。

基因表达谱已被确定，根据遗传学特征，可前瞻性区分出食管癌术后生存高风险和低风险人群[15]。根据肿瘤的基因标志，准确地预测预后、化疗敏感性以及各种辅助化疗药物的耐药性[16]。微阵列分析也能发现新的致癌基因，未来可能会用于识别潜在治疗靶点[12]。

四、全身治疗的未来方向

在与食管癌的斗争中，最可怕的对手之一是食管切除术后的复发。我们回顾了过去2年发表的近200项关于食管癌治疗的临床试验，以及近400项正在进行的临床试验。随着对新型化疗药物的不断探索，越来越多的研究趋势集中在癌症的生物和靶向药物上。

（一）新的化疗药物在食管癌治疗方案的介绍

1. 替吉奥

替吉奥（S-1）是一种口服形式的5-氟尿嘧啶（5-FU），旨在增强其传递能力，它结合了3种药物：替加氟（5-FU的前药）和另外两种5-FU活性调节剂，吉美嘧啶（一种负责将5-FU降解为非活性代谢物的酶的可逆抑制剂）和奥替拉西（一种在胃肠道激活5-FU的抑制剂，以将胃肠道毒性降至最低）。最近的2项试验表明，S-1对食管癌有效，耐受性良好。目前，有5项正在进行的临床试验评估其对不同疾病阶段和各种食管癌患者的疗效[17-18]。值得注意的是，其中一项研究（NCT02347904）将测试从食管切除术后12周开始，应用6个周期的奥沙利铂和S-1作为辅助治疗的可行性。目前，S-1还没有被FDA批准在美国使用。

2. 奈达铂

奈达铂是一种顺铂类似物，已被开发用于降低顺铂引起的毒性，如肾毒性和胃肠毒性[19-21]。

（二）靶向治疗

EGFR和HER2/neu是ErbB酪氨酸激酶家族的成员，与治疗相关。ErbB酪氨酸激酶通过多条信号通路促进细胞增殖和抑制细胞凋亡，在食管癌的发生发展中起重要作用。针对EGFR和HER2/neu的多种抑制剂和抗体正在积极研究中[22]。

吉非替尼在未经选择的食管癌化疗进展的患者中，并不能提高总生存率[23]。然而，在最近的2个研究靶向EGFR单克隆抗体（尼妥珠单抗和西妥昔单抗）进行联合标准化疗治疗鳞状细胞癌时，它们表现出作为一线和二线治疗策略时潜在的益处[24-25]。目前，正在研究西妥昔单抗联合放化疗用于不可切除局部晚期食管鳞状细胞癌和腺癌（NCT01787006），以及对比研究尼妥珠单抗联合放疗与奈达铂+紫杉醇联合放疗（NCT02858206）作为食管鳞状细胞癌的新辅助治疗方案。

胃食管交界部（GEJ）不能切除、复发或转移的腺癌患者应评估HER2/neu的表达水平。TOGA试验表明，与单纯化疗（中位生存期11.1个月）相比，曲妥珠单抗（一种抗HER2/neu单克隆抗体）与化疗相结合可提高HER2/neu过表达胃癌或GEJ腺癌患者的总存活率（中位生存期为13.8个月）。这项试验确定曲妥珠单抗是HER2过表达的进展期胃癌和GEJ腺癌患者标准治疗的重要组成部分，并促使将其用于进展期食管腺癌[26]。目前，两种抗HER2/neu抗体（曲妥珠单抗和帕妥珠单抗）与HER2/neu受体上的不同位点相结合（在中和其生物活性方面可能更有效）的组合正在测试中，作为HER2过表达的GEJ或食管腺癌的一种新的新辅助治疗方案（NCT02120911）。

与EGFR一样，HER2/neu的活性也可能被小分子抑制剂阻断。拉帕替尼是一种双重酪氨酸激酶抑制剂，可阻断HER2/neu和EGFR的活性，已被研究用于治疗HER2/neu过表达的晚期食管腺癌。一项研究发现，与单独化疗相比，接受拉帕替尼治疗和化疗患者的应答率更高。然而，总生存率没有显著改善[27-28]。

总之，有证据表明，针对ErbB家族的治疗，在食管癌中可能不会像它在其他癌种中那样有效，如乳腺癌和肺癌，但进一步的研究是必要的，特别是筛选出哪些分子亚型患者可以受益。

（三）血管内皮生长因子受体-2

2014年，FDA批准了ramucirumab（一种针对血管内皮生长因子受体-2的单克隆抗体），用于治疗胃和胃食管交界部腺癌[29]。RAINBOW研究表明，与安慰剂联合紫杉醇作为二线治疗相比，ramucirumab联合紫杉醇治疗晚期胃癌和胃食管交界部腺癌能显著提高总生存（9.6个月 vs 7.4个月，$P=0.017$）[30]。阿帕替尼和regorafenib都是靶向血管内皮生长因子受体-2信号的小分子，目前正在试验用其治疗晚期食管癌（NCT02544737，NCT02683655，NCT02773524）。这些药物对早期疾病的疗效还有待验证。

（四）活化/工程免疫细胞疗法

与其他恶性肿瘤（如黑色素瘤、前列腺癌、乳腺癌和卵巢癌）一样，食管

癌细胞表达的抗原在正常生理条件下仅限于免疫优势部位（如胎盘和睾丸）。已发现这些限制性抗原中有LAGE1（39%）、MAGE-A4（90%）和NY-ESO1（41%）几种在食管鳞状细胞癌中过表达[31]。这些抗原相对的肿瘤组织特异性为设计、激活和扩增能够识别和攻击表达这些抗原的肿瘤细胞的T细胞提供了方向。

　　虽然这种疗法尚未用于食管癌的临床治疗，但初步数据显示，它可能是一种可行的治疗形式。在一项MAGE-A4表达的食管癌患者的研究中，MAGE-A4 T细胞受体转导的淋巴细胞成功地转移到这些患者身上并存活[32]。此外，针对NY-ESO-1的细胞受体转导淋巴细胞目前正在与一系列表达该抗原的实体肿瘤进行测试，包括食管癌（NCT02457650）。

　　另一种针对特定肿瘤抗原的编程T细胞的方法是用细胞因子和装载肿瘤的树突状细胞激活自体外周血单核细胞。这一体外过程导致高活性T细胞和自然杀伤细胞的增殖，称为树突状细胞–细胞因子诱导的杀伤细胞（dendritic cells—cytokine induced killer cells，DC-CIK）。CD-CIKs目前正在进行三项联合放疗、化疗和放化疗治疗食管癌的临床试验研究（NCT01691664、NCT02644863、NTC01691625）。

五、食管癌疫苗

　　某些细胞表面抗原的相对癌症组织特异性也为设计基于这些抗原的疫苗打开了大门。Saito等[33]报告了用抗MAGE-A4疫苗对20例癌症晚期患者（食管癌18例、胃癌1例、肺癌1例）进行Ⅰ期临床试验的结果。在完成一个周期疫苗接种的13例食管癌患者中，有3例患者生存显著改善[33]。其他抗食管癌疫苗的初步试验报告了抗NY-ESO-1疫苗和基因工程多表位疫苗的成功[34-35]。目前，还没有公开的、积极招募的有关食管癌疫苗的临床试验。然而，有几个试验已经达到应计项目，最终结果还在等待中[36]。

　　为了帮助免疫系统区分正常细胞和外来细胞，需使用各种"检查点"，即激活（或失活）的受体来启动（或阻止）免疫反应。通常情况下，癌细胞被免疫系统识别为外来细胞，是清除的目标。癌细胞逃避免疫系统的一种方法是激活检查点，实质上是关闭免疫反应。因此，阻断肿瘤细胞上的免疫抑制分子（如PD-L1）与免疫效应T细胞上的受体（如PD-1）之间的相互作用的药物已显示出益处，并且它们的用途正在不断扩大。关于免疫检查点抑制剂在食管癌中的疗效的有限数据显示出其重大的应用前景。

　　在KEYNOTE-028研究中，晚期食管癌患者接受了pemblolizumab治疗，pemblolizumab是一种与PD-1结合的抗体，阻止免疫系统的免疫检查点失活，使其能够继续靶向肿瘤细胞。这些肿瘤中的大多数（74%）是鳞状细胞癌。在参加KEYNOTE-028试验的患者中，87%的患者既往至少接受过2次化疗。30%的患

者有部分反应，鳞状细胞癌29%，腺癌40%。2016年公布这一数据时，没有达到应答持续时间的中位数，一些患者在1年后继续应答[37]。

在CheckMate-032研究中，一组患者接受了纳武利尤单抗（nivolumab，一种PD-1抗体）的治疗，作为晚期或转移性胃癌或GEJ癌的单一疗法[37]。对于这些经过多线治疗人群（83%至少接受过2次治疗），中位总生存期为6.8个月。在各种JAVELIN研究中，Avelumab（一种PD-L1抗体）正被探索作为胃/胃食管交界部癌一线化疗后的晚期单一疗法和维持疗法[38]。该药的早期试验表明，在这些癌症中也有很好的活性。这些数据可能适用于所有食管腺癌的治疗，而仅仅是胃食管交界部癌。

目前，已有超过15项临床试验将免疫检查点抑制剂应用于食管恶性肿瘤的治疗。如pembrolizumab联合化疗和术前放疗，用于治疗可通过手术切除的局部晚期胃食管交界部或贲门癌患者（NCT02730546），这种新兴的治疗方法，通过使用免疫检查点抑制剂作为一线治疗来推进癌症的治疗。其原理是当免疫检查点抑制剂在治疗过程早期引入并与其他抗癌治疗（如化疗和放疗）同时进行时，可以最大限度地发挥其益处，以防止癌细胞通过替代致癌途径扩散。完全手术切除的有效性可以通过结合早期、有力的免疫检查点抑制剂对微转移病灶的攻击来增强，后者可能是疾病复发的原因。

六、放射治疗的未来发展方向

目前，对于局限期的食管癌，放射治疗通常与化疗同时进行，分为根治性（通常为50~50.4 Gy）或在术前（通常为41.4~50.4 Gy）进行放射治疗。对于根治性治疗，目前的剂量水平很大程度上是由RTOG试验85-01[39]和94-05[40]确定的。CROSS试验的结果突显了三联疗法的有效性，该试验比较了局部晚期食管癌和胃食管交界部癌的新辅助放化疗后再手术治疗和单纯手术治疗的疗效[41]。与单纯手术的患者相比，接受新辅助放化疗的患者在存活时间（84.1个月 vs 48.6个月）、局部复发率（14% vs 34%）、腹膜转移率（4% vs 14%）和血源扩散率（29% vs 35%）上均有显著改善[41-42]。

尽管RTOG 94-05奠定了放疗剂量标准，但当时所用照射技术陈旧。而先进放疗技术的出现使放疗学家重新探索了根治性放疗的照射剂量。如基于四维CT的计划可以更精确地描绘随呼吸移动的肿瘤体积，使治疗体积比普通扩张更小。采用调强适形放射治疗（intensity modulated radiation therapy，IMRT）或最近的容积调强弧形治疗技术（volumetric modulated arc therapy，VMAT）的高度适形治疗能够增加靶剂量，同时减少对包括心脏和肺在内的邻近组织的照射剂量。此外，相对于光子疗法，粒子疗法降低正常组织积分剂量的剂量学优势可能令治疗率进一步提高。NCT01684904试验正在评估术前同时化疗的质子射线照射的安全性和耐受性，而NCT02452021试验正在评估接受铅笔束扫描质子

放射治疗（一种输送质子束的高精度方法）患者的3级或更高级别不良事件的发生率，这也是在三联疗法的背景下进行的。

ⅣⅤ期食管癌患者应用放疗通常被认为是姑息性治疗。但最近的一项随机试验[43]对该问题的研究引起了关注，该研究报告了Ⅳ期患者接受同步放化疗对比单纯化疗看到PFS及OS疗效的提高，所以放射治疗在该领域的价值值得进一步探索。

七、小结

虽然食管癌仍然是患者和医生的劲敌，但随着切除技术进步，还有更具针对性的靶向全身治疗和越来越复杂的放射治疗技术的进展，我们将愈加接近胜利。

声明

本文作者宣称无任何利益冲突。

参考文献

[1] Fitzgerald RC，di Pietro M，Ragunath K，et al. British Society of Gastroenterology guidelines on the diagnosis and management of Barrett's oesophagus[J]. Gut，2014，63：7-42.

[2] Luketich JD，Pennathur A，Awais O，et al. Outcomes after minimally invasive esophagectomy：review of over 1000 patients[J]. Ann Surg，2012，256：95-103.

[3] Biere SS，van Berge Henegouwen MI，Maas KW，et al. Minimally invasive versus open oesophagectomy for patients with oesophageal cancer：a multicentre，open-label，randomised controlled trial[J]. Lancet，2012，379：1887-1892.

[4] Sarkaria IS，Bains MS，Finley DJ，et al. Intraoperative near-infrared fluorescence imaging as an adjunct to robotic-assisted minimally invasive esophagectomy[J]. Innovations (Phila)，2014，9：391-393.

[5] Hachey KJ，Gilmore DM，Armstrong KW，et al. Safety and feasibility of near-infrared image-guided lymphatic mapping of regional lymph nodes in esophageal cancer[J]. J Thorac Cardiovasc Surg，2016，152：546-554.

[6] Kernstine KH，DeArmond DT，Shamoun DM，et al. The first series of completely robotic esophagectomies with three-field lymphadenectomy：initial experience[J]. Surg Endosc，2007，21：2285-2292.

[7] de la Fuente SG，Weber J，Hoffe SE，et al. Initial experience from a large referral center with robotic-assisted Ivor Lewis esophagogastrectomy for oncologic purposes[J]. Surg Endosc，2013，27：3339-3347.

[8] Cerfolio RJ，Wei B，Hawn MT，et al. Robotic Esophagectomy for Cancer：Early Results and Lessons Learned[J]. Semin Thorac Cardiovasc Surg，2016，28：160-169.

[9]   Shah PM, Gerdes H. Endoscopic options for early stage esophageal cancer[J]. J Gastrointest Oncol, 2015, 6: 20-30.

[10]   Kothari S, Kaul V. Endoscopic Mucosal Resection and Endoscopic Submucosal Dissection for Endoscopic Therapy of Barrett's Esophagus-related Neoplasia[J]. Gastroenterol Clin North Am, 2015, 44: 317-335.

[11]   The NCCN Clinical Practice Guidelines in Oncology™ Esophageal and Esophagogastric Junction Cancers (Version 2.2016)[R]. © 2016 National Comprehensive Cancer Network, Inc. Available online: http://www.NCCN.org

[12]   Zhou J, Zhao LQ, Xiong MM, et al. Gene expression profiles at different stages of human esophageal squamous cell carcinoma[J]. World J Gastroenterol, 2003, 9: 9-15.

[13]   Selaru FM, Zou T, Xu Y, et al. Global gene expression profiling in Barrett's esophagus and esophageal cancer: a comparative analysis using cDNA microarrays[J]. Oncogene, 2002, 21: 475-478.

[14]   Wang S, Zhan M, Yin J, et al. Transcriptional profiling suggests that Barrett's metaplasia is an early intermediate stage in esophageal adenocarcinogenesis[J]. Oncogene, 2006, 25: 3346-3356.

[15]   Pennathur A, Xi L, Litle VR, et al. Gene expression profiles in esophageal adenocarcinoma predict survival after resection[J]. J Thorac Cardiovasc Surg, 2013, 145: 505-512; discussion 512-513.

[16]   Kihara C, Tsunoda T, Tanaka T, et al. Prediction of sensitivity of esophageal tumors to adjuvant chemotherapy by cDNA microarray analysis of gene-expression profiles[J]. Cancer Res, 2001, 61: 6474-6479.

[17]   Li YH, Qiu MZ, Xu JM, et al. S-1 plus cisplatin versus fluorouracil plus cisplatin in advanced gastric or gastro-esophageal junction adenocarcinoma patients: a pilot study[J]. Oncotarget, 2015, 6: 35107-35115.

[18]   Tahara M, Fuse N, Mizusawa J, et al. Phase I/II trial of chemoradiotherapy with concurrent S-1 and cisplatin for clinical stage II/III esophageal carcinoma (JCOG 0604) [J]. Cancer Sci, 2015, 106: 1414-1420.

[19]   Shimada M, Itamochi H, Kigawa J. Nedaplatin: a cisplatin derivative in cancer chemotherapy[J]. Cancer Manag Res, 2013, 5: 67-76.

[20]   Ueda S, Kawakami H, Nishina S, et al. Phase I trial of 5-FU, docetaxel, and nedaplatin (UDON) combination therapy for recurrent or metastatic esophageal cancer[J]. Cancer Chemother Pharmacol, 2015, 76: 279-285.

[21]   Miyazaki T, Ojima H, Fukuchi M, et al. Phase II Study of Docetaxel, Nedaplatin, and 5-Fluorouracil Combined Chemotherapy for Advanced Esophageal Cancer[J]. Ann Surg Oncol, 2015, 22: 3653-3658.

[22]   McCormick Matthews LH, Noble F, Tod J, et al. Systematic review and meta-analysis of immunohistochemical prognostic biomarkers in resected oesophageal adenocarcinoma[J]. Br J Cancer, 2015, 113: 107-118.

[23]   Dutton SJ, Ferry DR, Blazeby JM, et al. Gefitinib for oesophageal cancer progressing after chemotherapy (COG): a phase 3, multicentre, double-blind, placebo-controlled randomised trial[J]. Lancet Oncol, 2014, 15: 894-904.

[24]　Lu M，Wang X，Shen L，et al. Nimotuzumab plus paclitaxel and cisplatin as the first line treatment for advanced esophageal squamous cell cancer：A single centre prospective phase II trial[J]. Cancer Sci，2016，107：486-490.

[25]　Tian J，Shang M，Shi SB，et al. Cetuximab plus pemetrexed as second-line therapy for fluorouracil-based pre-treated metastatic esophageal squamous cell carcinoma[J]. Cancer Chemother Pharmacol，2015，76：829-834.

[26]　Bang YJ，Van Cutsem E，Feyereislova A，et al. Trastuzumab in combination with chemotherapy versus chemotherapy alone for treatment of HER2-positive advanced gastric or gastro-oesophageal junction cancer (ToGA)：a phase 3，open-label，randomised controlled trial[J]. Lancet，2010，376：687-697.

[27]　Hecht JR，Bang YJ，Qin SK，et al. Lapatinib in Combination With Capecitabine Plus Oxaliplatin in Human Epidermal Growth Factor Receptor 2-Positive Advanced or Metastatic Gastric，Esophageal，or Gastroesophageal Adenocarcinoma：TRIO-013/LOGiC--A Randomized Phase III Trial[J]. J Clin Oncol，2016，34：443-451.

[28]　De Silva N，Schulz L，Paterson A，et al. Molecular effects of Lapatinib in the treatment of HER2 overexpressing oesophago-gastric adenocarcinoma[J]. Br J Cancer，2015，113：1305-1312.

[29]　Casak SJ，Fashoyin-Aje I，Lemery SJ，et al. FDA Approval Summary：Ramucirumab for Gastric Cancer[J]. Clin Cancer Res，2015，21：3372-3376.

[30]　Wilke H，Muro K，Van Cutsem E，et al. Ramucirumab plus paclitaxel versus placebo plus paclitaxel in patients with previously treated advanced gastric or gastro-oesophageal junction adenocarcinoma (RAINBOW)：a double-blind，randomised phase 3 trial[J]. Lancet Oncol，2014，15：1224-1235.

[31]　Forghanifard MM，Gholamin M，Farshchian M，et al. Cancer-testis gene expression profiling in esophageal squamous cell carcinoma：identification of specific tumor marker and potential targets for immunotherapy[J]. Cancer Biol Ther，2011，12：191-197.

[32]　Kageyama S，Ikeda H，Miyahara Y，et al. Adoptive Transfer of MAGE-A4 T-cell Receptor Gene-Transduced Lymphocytes in Patients with Recurrent Esophageal Cancer[J]. Clin Cancer Res，2015，21：2268-2277.

[33]　Saito T，Wada H，Yamasaki M，et al. High expression of MAGE-A4 and MHC class I antigens in tumor cells and induction of MAGE-A4 immune responses are prognostic markers of CHP-MAGE-A4 cancer vaccine[J]. Vaccine，2014，32：5901-5907.

[34]　Kageyama S，Wada H，Muro K，et al. Dose-dependent effects of NY-ESO-1 protein vaccine complexed with cholesteryl pullulan (CHP-NY-ESO-1) on immune responses and survival benefits of esophageal cancer patients[J]. J Transl Med，2013，11：246.

[35]　Iinuma H，Fukushima R，Inaba T，et al. Phase I clinical study of multiple epitope peptide vaccine combined with chemoradiation therapy in esophageal cancer patients[J]. J Transl Med，2014，12：84.

[36]　Jackie Oh S，Han S，Lee W，et al. Emerging immunotherapy for the treatment of esophageal cancer[J]. Expert Opin Investig Drugs，2016，25：667-677.

[37]　Doi T，Piha-Paul SA，Jalal SI，et al. Updated results for the advanced esophageal carcinoma cohort of the phase Ib KEYNOTE-028 study of pembrolizumab (MK-3475)[J]. J Clin Oncol，

2016,34:abstr 7.

[38] Chung HC, Arkenau HT, Wyrwicz L, et al. Avelumab (MSB0010718C; anti-PD-L1) in patients with advanced gastric or gastroesophageal junction cancer from JAVELIN solid tumor phase Ib trial: Analysis of safety and clinical activity[J]. J Clin Oncol,2016,34: abstr 4009.

[39] Cooper JS, Guo MD, Herskovic A, et al. Chemoradiotherapy of locally advanced esophageal cancer: long-term follow-up of a prospective randomized trial (RTOG 85-01). Radiation Therapy Oncology Group[J]. JAMA,1999,281: 1623-1627.

[40] Minsky BD, Pajak TF, Ginsberg RJ, et al. INT 0123 (Radiation Therapy Oncology Group 94-05) phase III trial of combined-modality therapy for esophageal cancer: high-dose versus standard-dose radiation therapy[J]. J Clin Oncol,2002,20: 1167-1174.

[41] Shapiro J, van Lanschot JJ, Hulshof MC, et al. Neoadjuvant chemoradiotherapy plus surgery versus surgery alone for oesophageal or junctional cancer (CROSS): long-term results of a randomised controlled trial[J]. Lancet Oncol,2015,16: 1090-1098.

[42] Oppedijk V, van der Gaast A, van Lanschot JJ, et al. Patterns of recurrence after surgery alone versus preoperative chemoradiotherapy and surgery in the CROSS trials[J]. J Clin Oncol, 2014,32: 385-391.

[43] Li T, Lv J, Li F, et al. Prospective randomized phase II study of concurrent chemoradiotherapy versus chemotherapy alone in stage IV esophageal squamous cell carcinoma[J]. J Clin Oncol, 2016,34: abstr 4050.

译者：王军，河北医科大学第四医院
审校：秦建军，国家癌症中心/中国医学科学院肿瘤医院

Cite this article as: Wald O, Smaglo B, Mok H, Groth SS. Future directions in esophageal cancer therapy. Ann Cardiothorac Surg 2017;6(2):159-166. doi: 10.21037/ acs.2017.02.01

第十一章 新辅助化疗、放疗和辅助治疗在可切除食管癌中的作用

Nasser Altorki, Sebron Harrison

Department of Cardiothoracic Surgery, Division of Thoracic Surgery, New York Presbyterian Hospital, Weill Cornell Medical College, New York, NY, USA
Correspondence to: Dr. Sebron Harrison, MD. Division of Thoracic Surgery, Department of Cardiothoracic Surgery, Ste M404, Weill Cornell Medicine, 525 E 68th St, New York, NY 10065, USA. Email: swh9002@med.cornell.edu.

摘要：大多数可手术的食管癌患者都属于局部晚期，历史上曾将手术切除作为唯一的治疗方式，但生存率一直较低。即使在接受根治性切除后，这些患者中的大多数最终也会因为远处转移而死亡。因此，人们对新辅助治疗的作用产生了浓厚的兴趣。新辅助治疗主要包括化疗、放疗或两者的结合。已有多项研究对不同的方案组合、设计和患者特征进行了探索，以确定是否需要新辅助治疗。那么什么是最好的新辅助治疗模式？尽管经过了近30年的研究，关于食管癌新辅助治疗的模式仍然存在争议。大型前瞻性研究提供的现有证据支持术前诱导治疗，而不是单纯的手术。因此，诱导治疗是否适合局部晚期食管癌已经不存在疑问。但不太明确的是，有证据表明在术前化疗的基础上加放疗要优于单独的新辅助化疗。我们中心一般主张单独进行新辅助化疗，然后进行根治性食管切除术。辅助治疗的证据不足，且在研究辅助治疗的试验中，治疗退出率很高。因此，我们强烈推荐新辅助化疗，并对那些罕见的、高度选择的患者保留辅助化疗，如有些T1期肿瘤

患者在手术时被发现患有隐匿性淋巴结转移，但他们并没有接受新辅助治疗。

关键词：食管癌；新辅助化疗；放疗

View this article at: http://dx.doi.org/10.21037/acs.2017.03.16

大多数可手术的食管癌患者都属于局部晚期，将手术切除作为唯一的治疗方式一直生存率较低。超过80%的接受手术治疗的患者会出现局部和全身复发，通常在术后6~12个月内出现，且通常是致命的。这也显示出单纯手术切除作为局部肿瘤控制方式的缺点，以及疾病早期隐匿性全身性扩散的倾向。这些观察结果激发了人们对多学科治疗模式的兴趣，这些方法可以追溯到20世纪80年代初，目的是通过加强局部疾病控制和消除微转移灶来提高生存率。主要采用了三种诱导治疗方式，包括术前化疗、放疗或两者的结合。尽管截至目前已进行了大量的随机试验，但关于局部晚期食管癌患者的治疗模式选择仍存在争议。在本文中，我们将讨论相关的Ⅰ类证据，因为它与以下问题相关：是否需要新辅助治疗？如果需要，最佳的新辅助治疗方案是什么？随着根治性放化疗越来越多地被使用，外科手术在现代化疗和放射治疗中的作用是什么？辅助治疗有没有作用？考虑到这些问题，我们回顾了一些近期的最重要的研究，强调了食管癌的管理，特别是在新辅助治疗模式下管理这种复杂而致命的疾病的看法。

一、是否需要新辅助治疗

（一）新辅助化疗

至少有14个随机试验[1-6]比较了术前化疗加手术（CS）和单纯手术（S）的疗效。这些试验大多数统计学效力不足，无法从结果中得出有意义的结论。文献中经常引用的4个重要的研究被总结在表11-1中。研究中的2个报道，比较了术前顺铂（Cis）和氟尿嘧啶（FU）新辅助化疗加手术与单纯手术。北美研究（USA Intergroup 113）[1]随机选择了443例食管癌患者（50%为腺癌），两组R0切除率基本相当（63% *vs* 59%），5年和7年总生存率相同（20%）。规模更大的欧洲研究（OEO2）[2]将患者随机分为CS组（400例）和S组（402例），两组腺癌比率均在66%以上。R0切除率（60% *vs* 54%）和淋巴结转移率（48% *vs* 58%）CS组均优于S组。CS组5年的总生存率也优于S组（23% *vs* 17%）；鳞状细胞癌和腺癌的生存率基本一致。但这些结果并没有给术前化疗的有效性带来确切的证据。

表11-1　食管癌手术加新辅助化疗与不加新辅助化疗的随机临床试验

文献	研究	治疗 CS组	入组标准	入组病例		5年OS（%）		5年DFS（%）		R0切除（%）	
				CS	S	CS	S	CS	S	CS	S
Kelsen DP等（2007）[1]	北美（USA Intergroup 113）	顺铂+FU	局部晚期食管癌（50/50腺癌/表皮样癌）	216	227	20	20	–	–	63	59
Allum WH等（2009）[2]	欧洲（OEO2）	顺铂+FU	局部晚期食管癌（每组>60%）	400	402	23	17.1	–	–	–	–
Cunningham D等（2006）[3]	MAGIC	ECF	下段食管、GEJ及胃腺癌	250	253	36.3	23	–	–	69.3	66.4
Ycou M等（2011）[4]	FNCLCC/FFCD多中心Ⅲ期	顺铂+FU	下段食管、GEJ及胃腺癌	113	111	38	24	34	19	87	74

注：CS，新辅助化疗后手术；ECF，表阿霉素，顺铂，氟尿嘧啶；FU，氟尿嘧啶；S，单纯手术。

　　在接下来的十年里，另外2个临床试验研究了术前化疗在食管腺癌和胃食管交界部（GEJ）癌患者中的作用。这些试验中规模较大的是Cunningham等[3]进行的MAGIC研究，该研究将503例胃癌、GEJ癌和胸下段食管癌患者随机分为术前化疗加手术组和单纯手术组。术前化疗组在手术前接受3个周期的表阿霉素、顺铂和氟尿嘧啶（ECF方案）化疗。GEJ癌和胸下段食管癌患者约占每组患者的25%。结果显示，术前化疗组和单纯手术组的5年生存率分别为36.3%和23%，没有基于肿瘤部位的治疗效果异质性的证据。

　　基于MAGIC研究的规模和严谨的设计，在欧洲和北美的一些地区，ECF方案的现在被认为是食管和GEJ腺癌的标准术前化疗方案。

　　食管腺癌术前化疗的进一步证据来法国联邦国家癌症中心（FNCLCC）和法国消化学会（FFCD）联合开展的一项Ⅲ期临床试验，该研究将围手术期化疗（Cis+FU）加手术与单纯手术进行了比较[4]。与MAGIC研究不同的是，法国试验的胸下段食管腺癌或GEJ腺癌患者的比例要高得多（75% vs 26%）。研究结果显示，围手术期化疗加手术组的5年总生存率与单纯手术相比有显著改善，分别为38%和24%。这些大型围手术期化疗研究有一些明显的局限性，包括缺乏现代临床分期方式，如超声内镜/正电子发射断层扫描。此外，只有不到50%的符合条件的患者接受了指定的术后化疗。然而，现有证据支持术前化疗优于单纯手术，作为食管腺癌和GEJ腺癌患者可接受的多学科标准治疗方案。

（二）新辅助放化疗

至少有13项随机试验[7-13]对比了术前放化疗联合手术（CRS）与单纯手术（S）的疗效。7个临床试验专门研究了鳞状细胞癌患者，2个试验专门研究了腺癌患者，5个试验研究了鳞状细胞癌和腺癌两种细胞类型的患者。全部采用铂类/氟尿嘧啶为基础的化疗方案，同期放疗20~50 Gy。这些试验中的大多数都不能给出令人满意的答案。Burmeister、Bosset和van Hagen报告了这些试验中规模最大的几个，但只有最后的CROSS研究[7]达到了改善总生存率的主要终点。CROSS研究是一项多中心的Ⅲ期试验，将366例患有食管鳞状细胞癌或腺癌/GEJ腺癌的患者随机分为新辅助放化疗加手术（CRS）组和单纯手术（S）组，随机试验数据见表11-2，试验近23%的患者为食管鳞状细胞癌。术前放化疗包括卡铂联合紫杉醇化疗，每周1次，共5个周期，同期放疗41.4 Gy，分23次进行。CRS组95%的患者完成了指定的术前治疗。CRS组的R0切除率明显高于S组（92% vs 69%）。CRS组病理完全缓解率为29%（腺癌23%，鳞状细胞癌49%）。CRS组的5年生存率明显高于S组（47% vs 33%）。总生存率鳞状细胞癌患者（中位生存期，CRS组81个月，S组21个月）比腺癌（CRS组43个月，S组27个月）差异明显，这可能反映了鳞状细胞癌患者较高的病理缓解率。CRS组患者局部复发率（22% vs 38%）和远处转移率（39% vs 48%）较S组低。

CROSS研究确定了在局部晚期食管癌患者中，术前放化疗对比单纯手术的优越性，并确认新辅助放化疗联合手术是局部晚期食管鳞状细胞癌、腺癌和GEJ癌的标准治疗方案。然而，CROSS研究有潜在的重要缺陷，包括对食管癌患者的更广泛的适用性。如此项试验筛选的837例患者中，只有不到45%的患者最终符合随机分组的条件。另一个需要考虑的因素是，腺癌患者的调整风险比没有统计学意义（$P=0.059$）。这些因素可能会引起大家对食管腺癌最佳诱导治疗策略做进一步研究的兴趣。

表11-2　食管癌手术加或不加新辅助放化疗的随机临床试验

研究	治疗	入组标准	入组病例		5年OS（%）		5年DFS（%）		R0切除（%）	
	CRS组		CRS	S	CRS	S	CRS	S	CRS	S
CROSS 研究	卡铂+紫杉醇，同步放疗	食管或GEJ肿瘤，鳞状细胞癌（23%），腺癌（75%）及其他（2%）	178	188	47	34	–	–	92	69

注：CRS，新辅助放化疗加手术；OS，总生存期；S，单纯手术。

二、最佳的术前治疗策略

有学者进行Meta分析，以确定最佳的食管癌术前治疗策略[14-15]。最近的一项Meta分析[14]采用了5项随机试验数据，并对这些试验术前化疗和术前放化疗进行了比较（表11-3）。2个试验在腺癌患者中进行，2个试验在鳞状细胞癌患者中进行，一个试验同时包括2种细胞癌患者类型。所有试验的化疗方案均为铂类/氟尿嘧啶，放疗剂量在30~40 Gy。但是所有这些试验最后都没有足够的统计学效力来检测生存优势。Meta分析显示，术前放化疗显著提高了R0切除率（89% vs 77%）和病理完全缓解率（22% vs 3.7%）。然而，仅在鳞状细胞癌患者中观察到生存优势（57% vs 42.8%）。在腺癌患者中，术前放化疗和术前化疗的3年生存率没有显著差异（46% vs 41%）。总之由于试验的统计学效力严重不足，无法提供支持特定诱导治疗策略的有力证据。

表11-3　新辅助放化疗与化疗的综述及Meta分析

pCR（%）		3年生存（%）				3年生存（%）		3年生存（%）	
CRS	C	CRS（ADC）	CRS（SCC）	C（ADC）	C（SCC）	CRS	C	CRS	C
22.1	3.7	46.3	56.8	41.0	42.8	52	42	89.1	76.9

Meta分析：与新辅助化疗相比，新辅助放化疗的病理完全缓解率（pCR）显著提高，RR：5.71；95%CI：3.06~10.65；$P<0.001$；与新辅助化疗相比，接受新辅助放化疗的鳞状细胞癌患者3年生存率显著提高，RR：1.3；95%CI：1.1~1.58；$P=0.003$；与新辅助化疗相比，接受新辅助放化疗的腺癌患者3年生存率没有明显改善，RR：1.13；95%CI：0.88~1.45；$P=0.34$；与新辅助化疗相比，接受新辅助化疗（所有细胞类型）的患者3年生存率显著提高。RR：1.23；95%CI：1.06~1.43；$P=0.006$；与单纯新辅助化疗相比，新辅助放化疗显著提高了R0切除率，RR：1.15；95%CI：1.08~1.23；$P<0.001$。越来越多的证据表明，食管鳞状细胞癌对CRS的反应较好，而食管腺癌对单独新辅助化疗的反应最好，以避免放疗的不良反应。

三、食管切除手术在放化疗后的作用

据报道，食管癌放化疗后病理完全缓解率很高，这促使一些学者质疑食管切除手术在放化疗后的作用。这一观点在美国越来越受欢迎，特别是在鳞状细胞癌患者中。支持放化疗后不切除食管癌的证据主要来源于FFCD9102[10-11]，这是一项法国随机临床试验，将259例局部晚期食管癌（cT3N0-1M0）患者随机分为放化疗联合手术组和根治性放化疗组。近90%的患者为食管鳞状细胞癌。化疗包括2个周期的氟尿嘧啶（FU）和顺铂（Cis），同时接受常规放疗（46 Gy，4.5周）或分段放疗（15 Gy，第1~5天和22~26天）。有反应的患者随

后随机接受手术或继续放化疗（3个周期的FU和顺铂化疗，以及同步常规20 Gy或分段15 Gy的放疗）。单纯根治性放化疗相比新辅助放化疗联合手术的2年生存率和中位生存时间均更高（分别为40%和34%，19.3个月和17.7个月）。然而，手术组的2年局部控制率明显更好（66% vs 57%），食管切除术后需要支架置入的患者更少（5% vs 32%）。手术组的3个月死亡率更高（9.3% vs 0.8%）。研究者由此得出结论，对放化疗有反应的食管鳞状细胞癌患者，与继续进行放化疗相比，行食管切除手术并无益处。然而，这项试验一直被批评，因为其只将对放化疗有反应的患者随机分组，而对放化疗无反应的患者更有可能从手术切除中获益。此外，关于食管癌新辅助放化疗和鳞状细胞癌的大部分现有的 I 类证据都来自三联疗法（放疗、化疗加手术）与单纯手术治疗的对照研究。因此，我们倾向于用术前诱导放化疗加手术治疗局部晚期鳞状细胞癌。对于身体状况不佳或患有禁忌性合并症的患者，可不行食管切除术。完全临床缓解的患者，即PET扫描为生理性吸收并且内镜检查病灶消失，也可以选择推迟手术切除。支持腺癌患者不行手术治疗的数据不确切，在这部分患者中，放化疗后的病理完全缓解率为15%~25%。值得注意的是，已有研究表明，即使是在之前定义的临床完全缓解的腺癌患者中，也有30%~40%的患者在放化疗后仍有残留灶[16-17]。因此，在没有明显禁忌证的情况下，手术切除仍然是治疗计划的重要组成部分。

四、辅助治疗

很少有研究评估食管癌的术后辅助治疗[18-20]，大部分数据来自使用围手术期治疗方案设计的试验，而且主要是针对胃癌。较早期进行的一项重要的临床试验——SWOG-directed Intergroup 0116比较了胃癌根治性切除后是否行辅助放化疗的效果[18-19]。这些患者中20%为GEJ肿瘤，因此其结果经常被用来证明类似的食管癌辅助治疗是合理的。在胃或GEJ腺癌R0切除后，将患者随机分配到观察组或放化疗组，辅助放化疗组放疗前、中、后分别给予氟尿嘧啶（FU）和亚叶酸钙（LV）化疗，总剂量45 Gy。由于治疗毒性很大，这一方案已经不再使用。辅助放化疗组中只有64%的患者完成了整个疗程，近70%的患者为T3或T4期，80%以上有淋巴结转移。单纯手术组的中位生存期为27个月，而辅助放化疗组为36个月。单纯手术组的局部复发率高于辅助放化疗组（29% vs 19%）。虽然该研究为辅助治疗的使用提供了一些支持，特别是对淋巴结阳性的患者。但该试验旨在评估进展期胃癌，以及其方案的显著毒性，使其与食管癌治疗的相关性变得不太清楚。此外，试验中的大多数患者没有接受公认的肿瘤学上充分的淋巴结清扫。

在2016年美国临床肿瘤学会年会上，公布了大型Ⅲ期临床试验CRITICS研

究的结果[21]。虽然这项研究旨在评估胃癌的辅助治疗，但17%的患者为GEJ腺癌。ⅠB~ⅣA期可切除胃腺癌患者随机被分为术前化疗+手术+辅助化疗组和术前化疗+手术+辅助放化疗组。两组新辅助化疗均采用表阿霉素、顺铂/奥沙利铂和卡培他滨方案（ECC/EOC），行3个周期化疗。手术方式为全胃切除或部分胃切除，en bloc淋巴结清扫，至少切除15枚淋巴结。辅助化疗包括术后3个疗程ECC/EOC方案化疗，辅助放化疗包括45 Gy总剂量放疗，同步每周1次顺铂和每日1次卡培他滨。主要研究终点是总生存率，5年生存率化疗组为41.3%，放化疗组为40.9%。结果表明，进行充分的淋巴结清扫可能会抵消辅助放疗提高局部控制的作用。

辅助治疗的证据很弱，因此，我们更倾向推荐新辅助治疗。我们认为患者更能耐受新辅助治疗，特别是考虑到如上所述的辅助治疗试验中的高脱落率。可为那些罕见的、高度选择的患者保留辅助化疗，例如有些T1期肿瘤患者在手术时被发现患有隐匿性淋巴结转移，但他们并没有接受新辅助治疗。

五、未来方向

对于可切除的局部晚期食管癌患者，术前是否需要给予某种方式的治疗已经没有疑问。但最佳的术前治疗模式仍然不明确。来自德国的FLOT-4研究[22]是一项Ⅱ/Ⅲ期试验，它将714例胃癌和GEJ肿瘤患者随机分配到MAGIC方案（ECF/ECX）组或围手术期氟尿嘧啶、亚叶酸钙、奥沙利铂和多西紫杉醇（FLOT）方案组。对试验第二阶段的初步分析表明，与接受MAGIC方案的患者相比，接受FLOT方案的患者有更高的病理完全缓解率（29% vs 15%）和最小的残留病灶。另外3个Ⅲ期临床试验正在直接比较术前化疗和术前放化疗。Neo-AEGIS研究[23]将366例GEJ和食管腺癌患者随机分成MAGIC方案联合手术或CROSS方案。ESOPEC研究[24]将438例食管腺癌患者随机分成前面提到的FLOT方案联合手术或CROSS方案。NExT研究（JCOG 1109）是一项3臂Ⅱ期临床试验[25]，将500余例食管鳞状细胞癌患者随机分为3组，分别接受2种新辅助化疗方案（CF或DCF）中的任何一种联合手术或新辅助放化疗联合手术。希望这些研究能够明确关于食管癌的最佳诱导治疗策略。最后，免疫检查点抑制剂的引入确实改变了黑色素瘤、非小细胞肺癌、肾癌和膀胱癌患者的治疗效果。基于前期试验的可喜结果，目前正在进行几项Ⅲ期临床研究，在进展期胃癌和食管癌患者中使用免疫检查点抑制剂。我们中心最近启动了一项Ⅱ期临床试验，将免疫检查点抑制剂pembrolizumab与术前放化疗相结合，随后对食管腺癌患者进行食管切除术和维持免疫治疗。与在其他实体肿瘤中一样，免疫治疗可能为食管癌患者带来革命性的改变。

六、结束语

我们中心很早就倡导食管癌新辅助化疗加手术切除,在术前并没有常规使用放射治疗。考虑到大多数食管癌患者的死因是远处转移,我们认为化疗是治疗的一个重要组成部分,所以通常在新辅助治疗模式中选择这种治疗方式。通过新辅助化疗后更彻底的en bloc切除,可以实现更高的R0切除率和更好的局部控制率,但又不会使患者受到三联疗法可能导致的额外潜在毒性和术后不良事件的影响。在我们看来更高的R0切除率和更好的局部控制率是放疗的主要优势[26-29]。Spicer[30]最近报告了包括我们中心在内的3家大型机构对cT3N1食管癌患者进行en bloc切除的经验,这些患者接受了术前放化疗(100例患者)或术前化疗(114例患者)。结果发现无论是总生存率还是无病生存期,两组患者之间都没有差异。值得注意的是,两组之间在局部复发率方面也没有差异,这表明单用诱导化疗后的en bloc食管切除术取得的局部控制率与之前报道的三联疗法后的局部控制率相当,因此强调了手术作为局部控制的重要手段的作用。这种简单高效的二联疗法为新的额外治疗手段(如靶向治疗或免疫治疗)的加入提供了一个合适的平台。

声明

本文作者宣称无任何利益冲突。

参考文献

[1] Kelsen DP，Winter KA，Gunderson LL，et al. Long-term results of RTOG trial 8911 (USA Intergroup 113)：a random assignment trial comparison of chemotherapy followed by surgery compared with surgery alone for esophageal cancer[J]. J Clin Oncol，25：3719-3725.

[2] Allum WH，Stenning SP，Bancewicz J，et al. Long-term results of a randomized trial of surgery with or without preoperative chemotherapy in esophageal cancer[J]. J Clin Oncol，2009，27：5062-5067.

[3] Cunningham D，Allum WH，Stenning SP，et al. Perioperative chemotherapy versus surgery alone for resectable gastroesophageal cancer[J]. N Engl J Med，2006，355：11-20.

[4] Ychou M，Boige V，Pignon JP，et al. Perioperative chemotherapy compared with surgery alone for resectable gastroesophageal adenocarcinoma：a FNCLCC and FFCD multicenter phase III trial[J]. J Clin Oncol，2011，29：1715-1721.

[5] Kelsen DP，Ginsberg R，Pajak TF，et al. Chemotherapy followed by surgery compared with surgery alone for localized esophageal cancer[J]. N Engl J Med，1998，339：1979-1984.

[6] Law S，Fok M，Chow S，et al. Preoperative chemotherapy versus surgical therapy alone for squamous cell carcinoma of the esophagus：a prospective randomized trial[J]. J Thorac Cardiovasc Surg，1997，114：210-217.

[7] van Hagen P，Hulshof MC，van Lanschot JJ，et al. Preoperative chemoradiotherapy for

esophageal or junctional cancer[J]. N Engl J Med, 2012, 366: 2074-2084.

[8]　Bedenne L, Michel P, Bouché O, et al. Chemoradiation followed by surgery compared with chemoradiation alone in squamous cancer of the esophagus: FFCD 9102[J]. J Clin Oncol, 2007, 25: 1160-1168.

[9]　Vincent J, Mareitte C, Pezet D, et al. Early surgery for failure after chemoradiation in operable thoracic oesophageal cancer. Analysis of the non-randomised patients in FFCD 9102 phase III trial: Chemoradiation followed by surgery versus chemoradiation alone[J]. Eur J Cancer, 2015, 51: 1683-1693.

[10]　Urba SG, Orringer MB, Turrisi A, et al. Randomized trial of preoperative chemoradiation versus surgery alone in patients with locoregional esophageal carcinoma[J]. J Clin Oncol, 2001, 19: 305-313.

[11]　Mariette C, Dahan L, Mornex F, et al. Surgery alone versus chemoradiotherapy followed by surgery for stage I and II esophageal cancer: final analysis of randomized controlled phase III trial FFCD 9901[J]. J Clin Oncol, 2014, 32: 2416-2422.

[12]　Burmeister BH, Thomas JM, Burmeister EA, et al. Is concurrent radiation therapy required in patients receiving preoperative chemotherapy for adenocarcinoma of the oesophagus? A randomized phase II trial[J]. Eur J Cancer, 2011, 47: 354-360.

[13]　Yang H, Fu J, Liu M, et al. A phase III clinical trial of neoaduvant chemoradiotherapy followed by surgery versus surgery alone for localy advanced squamous cell carcinoma of the esophagus[J]. Ann Oncol, 2014, 32: abstr TPS4146.

[14]　Deng HY, Wang WP, Wang YC, et al. Neoadjuvant chemoradiotherapy or chemotherapy? A comprehensive systematic review and meta-analysis of the options for neoadjuvant therapy for treating oesophageal cancer[J]. Eur J Cardiothorac Surg, 2016. [Epub ahead of print].

[15]　Sjoquist KM, Burmeister BH, Smithers BM, et al. Survival after neoadjuvant chemotherapy or chemoradiotherapy for resectable oesophageal carcinoma: an updated meta-analysis[J]. Lancet Oncol, 2011, 12: 681-692.

[16]　Stiles BM, Salzler G, Jorgensen A, et al. Complete metabolic response is not uniformly predictive of complete pathologic response after induction therapy for esophageal cancer[J]. Ann Thorac Surg, 2013, 96: 1820-1825.

[17]　Cheedella NK, Suzuki A, Xiao L, et al. Association between clinical complete response and pathological complete response after preoperative chemoradiation in patients with gastroesophageal cancer: analysis in a large cohort[J]. Ann Oncol, 2013, 24: 1262-1266.

[18]　Macdonald JS, Smalley ST, Benedetti J, et al. Chemoradiotherapy after surgery compared with surgery alone for adenocarcinoma of the stomach of gastroesophageal junction[J]. N Engl J Med, 2001, 345: 725-730.

[19]　Smalley SR, Benedetti JK, Haller DG, et al. Updated analysis of SWOG-directed Intergroup Study 0116: a phase III trial of adjuvant radiochemotherapy versus observation after curative gastric cancer resection[J]. J Clin Oncol, 2012, 30: 2327-2333.

[20]　Almhanna K, Shridhar R, Meredith KL. Neoadjuvant or adjuvant therapy for resectable esophageal cancer: is there a standard of care?[J]. Cancer Control, 2013, 20: 89-96.

[21]　Verheij M, Jansen EP, Cats AC, et al. A multicenter randomized phase III trial of neo-adjuvant chemotherapy followed by surgery and chemotherapy or by surgery and chemoradiotherapy

in resectable gastric cancer: First results from the CRITICS study[J]. J Clin Oncol, 2016, 34: abstr 4000.

[22] Schulz C, Kullmann F, Kunzmann V, et al. NeoFLOT: Multicenter phase II study of perioperative chemotherapy in resectable adenocarcinomna of the gastroesophageal junction or gastric adenocarcinoma – Very good response predominantly in patients with intestinal type tumors[J]. Int J Cancer, 2015, 137: 678-685.

[23] Keegan N, Keane F, Cuffe S, et al. Neo-AEGIS: A randomized clinical trial of neoadjuvant and adjuvant chemotherapy (modified MAGIC regimen) versus chemoradiation (CROSS protocol) in adenocarcinoma of the esophagus and esophagogastric junction[J]. J Clin Oncol, 2014, 32: abstr TPS4145.

[24] Hoeppner J, Lordick F, Brunner T, et al. ESOPEC: prospective randomized controlled multicenter phase III trial comparing perioperative chemotherapy (FLOT protocol) to neoadjuvant chemoradiation (CROSS protocol) in patients with adenocarcinoma of the esophagus (NCT02509286)[J]. BMC Cancer, 2016, 16: 503.

[25] Kato K, Igaki H, Ito Y, et al. Next study (JCOG 1109): A three-arm randomized phase III study comparing preoperative CDDP+5-FU(CF) versus docetaxel + CF-radiation followed by esophagectomy with D2-3 lymphadenectomy for locally advanced esophageal squamous cell cancer[J]. J Clin Oncol, 2013, 31: abstr TPS4152.

[26] Altorki NK. The rationale for radical resection[J]. Surg Oncol Clin N Am, 1999, 8: 295-305.

[27] Altorki N, Kent M, Ferrara C, et al. Three-field lymph node dissection for squamous cell and adenocarcinoma of the esophagus[J]. Ann Surg, 2002, 236: 177-183.

[28] Lee PC, Farooq MM, Port JL, et al. Predictors of recurrence and disease-free survival in patients with completely resected esophageal carcinoma[J]. J Thorac Cardiovasc Surg, 2011, 141: 1196-1206.

[29] Stiles, BM, Christos P, Port JL, et al. Predictors of survival in patients with persistent nodal metastases after preoperative chemotherapy for esophageal cancer[J]. J Thorac Cardiovasc Surg, 2010, 139: 387-394.

[30] Spicer JD, Stiles BM, Sudarshan M, et al. Preoperative chemoradiation therapy versus chemotherapy in patients undergoing modified en bloc esophagectomy for locally advanced esophageal adenocarcinoma: Is radiotherapy beneficial?[J]. Ann Thorac Surg, 2016, 101: 1262-1269.

译者：王镇，国家癌症中心/中国医学科学院肿瘤医院
审校：李印，国家癌症中心/中国医学科学院肿瘤医院

Cite this article as: Altorki N, Harrison S. What is the role of neoadjuvant chemotherapy, radiation, and adjuvant treatment in resectable esophageal cancer? Ann Cardiothorac Surg 2017;6(2):167-174. doi: 10.21037/acs.2017.03.16

第四部分
心胸外科大赏

第十二章　微创食管切除术：布莱根妇女医院经验

Jon O. Wee, Raphael Bueno, Scott J. Swanson

Brigham and Women's Hospital, Division of Thoracic Surgery, Boston, MA, USA
Correspondence to: Jon O. Wee, MD. Brigham and Women's Hospital, 75 Francis St, Boston, MA 02115, USA. Email: jwee@partners.org.

View this article at: http://dx.doi.org/10.21037/acs.2017.03.13

一、临床概要

68岁男性，因继发于舍茨基环（Schatzki's ring）长期反复吞咽困难。既往曾需要内镜检查和扩张，现再次出现了吞咽困难，持续数月，体重减轻了15磅（约为6.8 kg），伴有慢性疲劳。钡餐透视检查发现远端食管有巨大肿物，部分堵塞食管，伴有小食管裂孔疝。胃镜发现远端食管巨大肿物，几乎占据整个管腔，表面质脆坏死。胃及十二指肠正常。食管肿物病理活检结果为低分化腺癌，HER2阳性。胸腹部盆腔CT扫描提示食管肿物食管肿物长6.5 cm，大小为4.2 cm×4.4 cm。肿物近端食管扩张，但未发现纵隔、裂孔及腋窝淋巴结肿大。超声内镜发现深达固有肌层3.1 cm×3.8 cm的低回声，堵塞食管管腔，内镜无法通过。分期至少为T3Nx。2016年6月23日行PET/CT检查发现食管远端有高代谢肿物，SUV最大值为13.5。行新辅助放化疗（顺铂+依托泊苷方案的新辅助化疗和5 040 cGy的XRT）。再次复查PET/CT显示食管下段病变仍有代谢，但无其他代谢活跃，拟行外科手术切除。

二、外科技术

（一）准备

患者在手术前24 h给予清流质饮食，不进行正式的肠道准备，以防术后脱水。

（二）说明

我们采用微创Ivor-lewis食管癌切除术，平卧位应用腹腔镜，然后左侧卧位进行胸部操作。腹腔镜头高位时可以应用脚垫。

（三）手术操作

扫码观看手术操作视频
https://www.asvide.com/watch/12870

腹部操作开始于胃大弯侧。沿着胃大弯侧向贲门方向游离，大网膜留在病理标本上。胃左动脉结扎并切断，此处至食管裂孔远端所有的淋巴结保留在标本上。游离结束后，应用腔内切割缝合器切除小弯侧至贲门制作4~5 cm管状胃。应用14号法式营养管行空肠造口术。检查管状胃，将标本远端同大弯侧的网膜连接，便于随后能提入胸腔内。远端食管周围置入Penrose以协助胸部切除。

胸部操作采用左侧卧位。将一个5~11 mm和一个12 mm的腔镜戳卡置入肋间，并给予人工气胸。从胸膜反折处开始，将其由纵隔内分离出来。切断奇静脉弓。在此处上方游离食管应紧靠食管壁，如需要可游离至胸廓入口处。将标本及管状胃拉入胸腔，保证切缘朝向侧方以避免扭转。分别包埋缝合，并将连接线剪开。在后下方切口略延长，置入切口保护套，将标本移除送病理检查。我们使用25 mm或28 mm EEA（美国外科公司）圆形吻合器钉砧对食管近端进行评估。缝合两针荷包线闭合钉砧。管状胃拉入胸腔内。EEA手柄置入管状胃，钉头穿出大弯侧。靠近钉砧并钉合，完成吻合。当营养管置入后，再应用切割缝合器闭合管状胃末端。将网膜向前置于管状胃和气管之间，包绕吻合口及胃侧切缘。将胸膜前方和后方缝合在一起。再将管状胃同右侧膈肌脚纤维缝合一针防止疝发生。

（四）完成

Blake引流管通常沿管状胃置入胸腔的后纵隔内。穿刺孔按标准方式缝合。患者在手术室中苏醒，ICU观察24 h后转回病房。术后5 d经口进食之前行钡餐造影，患者出院后继续给予管饲饮食。一般术后6周停止管饲饮食。

三、评论

从1989年以来，布莱根妇女医院胸外科开始进行改良的McKeown食管切除术。在在20世纪60年代末期，McKeown报道了先经上腹、再右胸手术、最后右颈部吻合这种术式。我们的方式不同之处在于，先行右剖胸手术并进行彻底的淋巴结清扫，随后改为平卧位正中剖腹，同时行左颈部切口。将胃及胃周、网膜淋巴结一并游离。切除部分胃制作管状胃。于左颈部切断食管，标本经腹部切口取出。管状胃经引导通过后纵隔进入左颈部进行吻合[1]。2001年我们在 *Annals of Thoracic Surgery* 发表了初期250例患者的研究结果，81%的患者行新辅助治疗，78%术前进行了放化疗。患者30 d死亡率为3.6%，喉返神经损伤率为14%。在近期83例患者中应用了改良技术，损伤率降到了7%。大约9%的患者出现乳糜胸，8%出现食管瘘，5%出现肺炎。平均住院日为13 d，经随访，26%的患者发生吻合口狭窄并需要行内镜下扩张[2]。92%患者为R0切除，30%新辅助治疗患者为完全缓解。3年总的生存率为44%，中位生存25个月。这些结果与当时的文献相比有相当优势，也是我们治疗大多数食管癌的首选技术。允许根据患者的具体情况实施一些经膈肌裂孔、胸腹联合、结肠间置和其他技术，但这些都是少数[2]。

2002年，我们开始引入更多的微创技术，并开始了一种混合的食管切除方法（杂交手术），如胸腔镜加剖腹手术，剖胸加腹腔镜手术。2006开始我们行完全微创食管切除术，进行全腔镜（胸腔镜及腹腔镜）微创食管切除术。至2008年，我们共行34例开放食管切除术，17例杂交食管切除术以及17例全腔镜微创食管切除术。到2012年，进行了28例开放食管切除术，21例杂交手术及53例全腔镜微创手术。截至2012年，我们共行475例开放、153例杂交以及200例全腔镜微创手术。

微创手术中也有混合手术。初期，多数食管切除术利用了三切口的胸腔镜或腹腔镜杂交方式，最终行颈部吻合。从2006年开始，我们开展了更微创的Ivor-Lewis食管切除术，若肿瘤位置靠近食管胃结合部，在胸腔内可获得足够切缘的情况下，开始行腹腔镜，后行胸腔镜胸腔内吻合，避免行颈部切口引起喉返神经的损伤。

我们行杂交手术及微创手术中转为开放手术的比率约为15%，随着经验增加，这一比例逐渐降低。中转的最常见原因还是学习曲线及外科医生习惯性的

问题，并非不可预见的并发症。粘连导致的游离困难是最常见原因。这些中转手术的手术时间最长为462 min，而计划中的开放手术仍然最快，为334 min。与开放组相比，完全微创组的出血量较少（300 mL vs 450 mL），并且MIE组的ICU住院日及总住院日缩短了1天。然而，全腔镜微创手术组同开放组相比出血更少（300 mL vs 400 mL），MIE组的ICU住院日及总住院日更短。两组总并发症率无显著性差异，但MIE组肺栓塞率明显更低（4.5% vs 12.4%，P=0.001），同时狭窄率更高（11% vs 4.8%，P=0.009）。两组总死亡率相近，开放手术组30 d总死亡率仍为0.8%，90 d死亡率为4%，MIE组30 d总死亡率仍为0.5%，90 d死亡率为2.5%。到2012年，73%的病例行全腔镜微创手术。

2000年5月—2012年6月，123例患者行三切口微创手术，77例患者行微创Ivor-Lewis手术。在三切口微创组，63%的患者接受了新辅助放化疗。30 d总死亡率为0.8%，90 d死亡率为3%。接受新辅助放化疗的患者与直接手术切除的患者相比，并发症方面没有差别。吻合口瘘、需要扩张的狭窄、声带损伤和乳糜胸的发生率无明显差异[3]。

2013年我们开始行机器人食管切除术，应用DaVinci系统进行胸部游离和吻合。初期的20例患者的90 d死亡率为0，80%患者行新辅助放化疗，中转率为0.55%，主要并发症如房颤发生率为15%。住院日为8 d，85%的患者出院回家。总手术时间455 min，但这与学习曲线相关[4]。

目前布莱根妇女医院所行的大多数食管癌切除术为微创手术。手术方式从改良三切口McKeown术到微创Ivor-Lewis术，直至机器人食管切除术，呈现多样性。开放转为微创能减少住院时间，降低并发症发生率，改善患者预后，提升满意度。这一转变发生在对开放入路感到满意的资深胸外科医生的实践中。事实上，这些外科医生能够适应新的微创技术并提高专业技能，这证明了他们致力于改善结果和推进对患者的诊治管理。

声明

本文作者宣称无任何利益冲突。

参考文献

[1] Swanson SJ, Sugarbaker DJ. The three-hole esophagectomy. The Brigham and Women's Hospital approach (modified McKeown technique)[J]. Chest Surg Clin N Am, 2000, 10: 531-552.

[2] Swanson SJ, Batirel HF, Bueno R, et al. Transthoracic esophagectomy with radical mediastinal and abdominal lymph node dissection and cervical esophagogastrostomy for esophageal carcinoma[J]. Ann Thorac Surg, 2001, 72: 1918-1924; discussion 1924-1925.

[3] Spector R, Zheng Y, Yeap BY, et al. The 3-Hole Minimally Invasive Esophagectomy: A Safe

Procedure Following Neoadjuvant Chemotherapy and Radiation[J]. Semin Thorac Cardiovasc Surg, 2015, 27: 205-215.

[4]　Wee JO, Bravo-Iñiguez CE, Jaklitsch MT. Early Experience of Robot-Assisted Esophagectomy With Circular End-to-End Stapled Anastomosis[J]. Ann Thorac Surg, 2016, 102: 253-259.

译者：贾卓奇，西安交通大学第一附属医院
审校：秦建军，国家癌症中心/中国医学科学院肿瘤医院

Cite this article as: Wee JO, Bueno R, Swanson SJ. Minimally invasive esophagectomy: the Brigham and Women's Hospital experience. Ann Cardiothorac Surg 2017;6(2):175-178. doi: 10.21037/acs.2017.03.13

第十三章　机器人辅助微创食管切除术：匹兹堡大学医学中心的初步经验

Olugbenga T. Okusanya*, Inderpal S. Sarkaria*, Nicholas R. Hess, Katie S. Nason, Manuel Villa Sanchez, Ryan M. Levy, Arjun Pennathur, James D. Luketich

Department of Cardiothoracic Surgery, University of Pittsburgh School of Medicine and the University of Pittsburgh Medical Center, Pittsburgh, PA, USA
*These authors contributed equally to this work.
Correspondence to: Inderpal S. Sarkaria, MD, FACS. Department of Cardiothoracic Surgery, Division of Thoracic Surgery, University of Pittsburgh Medical Center, Shadyside Medical Building, Suite 715.27, Pittsburgh, PA 15232, USA. Email: sarkariais@upmc.edu.

View this article at: http://dx.doi.org/10.21037/acs.2017.03.12

一、前言

食管切除术是恶性食管疾病的主要治疗方法[1]。然而，食管切除术仍然是一个技术上具有挑战性的手术，有潜在的术后并发症发生和死亡风险[2-3]。

在过去的20年中，微创食管切除术（minimally invasive esophagectomy，MIE）作为一种可能降低围手术期并发症发生率的手段被越来越多地采用。在匹兹堡大学医学中心（UPMC），MIE已经被证明是一种安全有效的治疗方法，具有广泛的适用性和优于传统术式的肿瘤治疗结果[4-6]。

近来，越来越多的早期系列研究报道了机器人辅助手术的不同技术和成果[7-12]。包括纪念斯隆·凯特琳癌症中心在内的一些更大的单中心报告了应用机器人辅助微创食管切除术（robotic assisted minimally invasive esophagectomy，RAMIE）的系统方法，在通过其学习曲线的过程中，该方法随着熟练程度的提

高有着更加出色的效果[13-15]。机器人辅助手术的好处主要是在开放性或替代微创手术上对手术操作的控制力明显增强，这在很大程度上是机器人辅助手术的优势所在。作为一个在微创食管手术方面具有丰富经验的医疗中心，UPMC进行本研究的主要目的是总结其应用RAMIE的初步经验。

二、方法

（一）患者选择

2014—2016年，评估可接受MIE手术的患者也同样可以接受RAMIE，没有特殊的选择标准。所有患者均进行了术前分期和评估，包括完整的病史采集和检查，食管胃十二指肠镜（EGD）活检、PET/CT、胸腹和盆腔CT以及超声内镜。疑似T3或淋巴结阳性的患者接受新辅助化疗或放化疗，并在诱导治疗后重新评估是否手术。

共同第一作者（I.S.S）是一位经验丰富的胸外科机器人手术医生，RAMIE方面的专业知识丰富，所有病例都是由他在机器人手术中担任主刀医生或者助手。大多数手术是与另一位作者（J.D.L.）一起进行，他也是一位经验丰富的微创食管外科医生。所有病例还得到了外科培训医生协助，他们在教学控制台或手术床边参与了手术各个步骤，以及一名经验丰富的医生助理作为床边操作员。对于RAMIE患者的术后护理，我们沿用了与MIE相同的方案。

（二）数据收集

这项研究从伦理审查委员会（IRB）获得了回顾研究和分析的许可。根据目前正在使用的食管手术数据库，我们以前瞻性方式收集和记录了患者特征和结果。通过图表分析，以前瞻和回顾两种方式收集了术后并发症和长期随访结果。并发症使用Clavien Dindo评分进行分级[16]。

（三）手术操作

1. 腹腔操作方法

扫码观看手术操作视频
https://www.asvide.com/watch/12871

我们的RAMIE操作方法之前已经由共同第一作者描述过，该操作方法在很大程度上由UPMC最初描述和开发的MIE方法改进而来[5,13]。总的来说，每个病例开始时都要进行EGD和支气管镜检查。位于中线的8 mm机器人操作孔放置在脐水平。另外3个8 mm的机器人操作孔放置在左侧和右侧锁骨中线和左侧肋缘。在右肋缘放置一个5 mm的非机器人操作孔，通过该操作孔放置肝脏牵开器。在右侧锁骨中线操作孔使用机器人双极钳，在左侧锁骨中线操作孔使用超声刀，在最左侧肋缘操作孔使用无损伤钳。一个12 mm的助手孔放置在右侧脐旁位置，一个5 mm助手孔在同一水平的更外侧。

手术解剖一般开始于小网膜，然后是膈脚和食管裂孔的游离，胃左动脉的暴露。而后完整清扫腹腔干淋巴结，沿血管蒂向上解剖和清扫所有腹腔动脉、脾和胃后淋巴组织，以便与标本一起整体切除。在胃游离过程中，离断胃左和胃短动脉，完整保留胃网膜血管弓。使用吲哚青绿的近红外荧光成像可清楚持续地显示胃网膜血管弓[15]。对于先前进行了诱导放化疗的病例，可以选取带有2~3个动脉的大网膜瓣用于后续加强胃食管吻合。完成从裂孔到幽门的全胃游离后，以线性吻合器制作管状胃。将管状胃连接在标本上，以便以后能方便地牵拉至胸腔。如果制作了大网膜瓣，则应将其固定在管胃尖端，以方便一同牵拉入胸腔。

大多数情况下，常规行幽门成形术。幽门成形使用Heinicke-Mickulicz的方式，超声刀纵行切开幽门，后机器人横向间断缝合，而后行空肠造口。将标本和管状胃连接好以后，腹部手术操作部分结束。

2. 胸腔操作方法

患者取标准左侧卧位。通过肩胛下角下方的切口行CO_2人工气胸。腋后线第8肋间，腋中至腋后线第3肋间，腋中线第5肋间，以及与肩胛骨下角第9肋间放置8 mm的机器人操作孔。助手孔放置在膈胸膜起始处。从裂孔水平到奇静脉进行完全的环形食管游离，同时仔细注意一并整块清除所有食管周围淋巴组织。在剥离隆突下淋巴结的过程中，必须非常小心，以避免气管膜部能量相关的热损伤。正确使用双极电凝和非能量器械锐性或钝性解剖，并依据解剖进行清晰的可视化显露，对于避免这些结构的损伤至关重要，这些损伤可能导致食管瘘、气管瘘，这也是MIE、RAMIE或其他手术方式容易出现的风险[7,13-14]。尽可能地通过胸廓入口向上游离食管，同时避免牵拉或直接损伤喉返神经。将管状胃牵拉入胸腔，并将下端缝合到膈肌上。沿对侧胸膜和左主支气管自下而上地完整切除食管，将标本从侧方牵出，并离断管状胃与标本的连接。

食管游离至奇静脉上方2~3 cm处，根据切缘的需要也可以游离得更多。于术者的"左手"的机器臂操作孔制作4~5 cm切口，将标本从胸腔中送出。在游离的近端食管开口用机器人系统做连续缝合，并插入固定28 mm EEA端端圆形

吻合器的钉砧。使用额外的缝线行加强荷包缝合，以确保组织紧密附着于钉砧杆表面。切开管状胃的尖端，置入EEA吻合器，并且穿刺器通过管状胃的侧壁穿出，理想情况是穿刺位置刚好位于血管弓水平之上。然后将吻合器对接在砧座上激发，切除多余的管状胃。如果制作了大网膜瓣，将其松散固定在吻合口周围。置纵隔引流管于管状胃的后方，右胸腔内置胸管。

　　根据我们对非复杂病例的术后路径，患者一般在手术当天进入重症监护病房（ICU），术后第1天或第2天转出ICU，第2天开始肠内营养，术后第4~5天拔除鼻胃管后行钡餐检查，并开始流质饮食。患者携带纵隔引流管出院，如果没有观察到吻合口瘘的迹象，则在术后第1次复诊时拔除纵隔引流管。

三、结果

（一）患者特征

　　表13-1总结了患者基线资料和肿瘤特征。从2014年6月—2016年10月，25名患者接受了RAMIE治疗。患者年龄39~84岁，平均年龄为67岁。80%是男性。其中14例（56%）接受新辅助放化疗，4例（16%）接受新辅助化疗，7例（28%）患者接受RAMIE治疗之前没有接受过新辅助治疗。

（二）术前肿瘤学特征

　　接受RAMIE的患者中食管腺癌18例（72%），食管鳞状细胞癌6例（24%），食管腺癌1例（4%）。大多数患者表现为ⅢA或ⅢB期疾病（分别为32%和24%）。

（三）手术相关变量

　　围手术期结果和并发症汇总于表13-2。中位手术时间（切皮至缝皮完闭）为661 min（503~902 min）。估计失血量中位数为250 mL。采集淋巴结11~78个，平均采集26个淋巴结。共有4次中转开放，其中2次（8%）计划外中转，1例中转为剖腹手术，因为广泛的腹腔粘连；另1例中转为非机器人微创手术，于常规胸腔镜下行胸腔内吻合。

（四）术后结果

　　中位住院时间为8 d，中位ICU住院时间为2 d。8例（32%）患者住院期间无并发症。1例（4%）发生Ⅱ级或更大程度的吻合口瘘。表13-2总结了所有其他并发症。

　　术后30 d或90 d内无死亡病例。无1例患者失访。随访1~27个月，平均随访9个月。25例患者中24例（24/25，96%）获得了显微镜下阴性切缘的完全切除

表13-1　25例RAMIE患者人口学及肿瘤特征分析

变量	值 [范围或 %]
中位年龄	67 [39~84]
男性	20 [80]
诱导治疗	
无	7 [28]
化疗	4 [16]
放化疗	14 [56]
ASA 风险等级	
2	5 [20]
3	20 [80]
手术入路	
二切口手术（Ivor Lewis）	23 [92]
三切口手术（McKeown）	2 [8]
病理	
腺癌	18 [72]
鳞状细胞癌	6 [24]
腺鳞癌	1 [4]
临床分期	
ⅠA	1 [4]
ⅠB	2 [8]
ⅡA	4 [16]
ⅡB	2 [8]
ⅢA	8 [32]
ⅢB	6 [24]
ⅢC	2 [8]
病理分期	
0（完全缓解）	4 [16]
ⅠA	1 [4]
ⅠB	2 [8]
ⅡA	2 [8]
ⅡB	6 [24]

续表13-1

变量	值 [范围或 %]
ⅢA	4 [16]
ⅢB	4 [16]
ⅢC	2 [8]
病理 T 分期	
0（完全缓解）	4 [16]
原位癌	1 [4]
1	4 [16]
2	4 [16]
3	12 [48]
N 分期	
0	12 [48]
1	6 [24]
2	5 [20]
3	2 [8]
切除程度	
R0	24 [96]
R1/R2	1 [4]
淋巴血管侵犯	10 [40]
神经侵犯	9 [36]
淋巴清扫中位数	26 [11~78]

注：RAMIE，机器人辅助微创食管切除术。

表13-2　25例RAMIE患者围手术期结局及并发症分析

变量	值 [范围或 %]
平均手术时间（min）	661 [503~902]
术中出血中位数（mL）	250 [50~700]
非计划的中转术式	
转为非机器人微创手术	1 [4]
转为开放手术	1 [4]

续表13-2

变量	值［范围或%］
中位 ICU 住院时间（d）	2［1~10］
中位住院时间（d）	8［6~20］
并发症（Clavien Dindo）	
Class Ⅰ	3
术后肠梗阻	1
尿潴留	1
切口感染	1
Class Ⅱ	16
房颤	6
肺炎	3
需引流的胸腔积液	2
SVT	1
低钠血症	1
精神异常	1
压疮	1
乳糜漏	1
Class ⅢA	3
呼吸衰竭需要 ICU 重新入院	1
Class ⅢB	1
呼吸衰竭需要气管切开	1
Class Ⅳ	1
心内膜炎	1
吻合口瘘≥2 级	1［4］
90 天死亡	0
随访时间（月）	9.2［0.9~27.3］

注：RAMIE，机器人辅助微创食管切除术。

（R0）。4例（4/25，16%）患者在新辅助治疗后取得完全病理缓解。

四、讨论

这项研究代表了我们在UPMC使用RAMIE的初步经验，研究表明对于精

通MIE和机器人的外科医生，可以安全地运用这一系统，并能够获得较好的疗效。与在UPMC接受MIE的1 000多例患者相比，RAMIE和MIE患者有相似的30 d死亡率（0% *vs* 2.8%）、吻合口瘘发生率（4% *vs* 5%）、淋巴结清扫数（27 *vs* 21）、手术中转发生率（8% *vs* 5%）和完整切除率（96% *vs* 98%，表13-3）[4]。REMIE手术时间更长，可能由于处于学习曲线的早期，类似于目前共同第一作者（I.S.S）报告的纪念斯隆·凯特琳癌症中心（MSKCC）所观察到的早期和后续报道[7,14]。有趣的是，这种学习曲线现象似乎没有随着经验丰富的RAMIE外科医生的存在而减弱，这表明至少在时间上，机构学习曲线独立于手术的外科医生。与早期MSKCC系列相比，当前系列中学习曲线的其他不良后果发生有所减少，包括中转率（8% *vs* 42%）和早期吻合口瘘发生率（4% *vs* 14%）。值得注意的是，在这个系列中没有食管气管瘘，这可能是得益于资深的外科医生在机器人方面积累了广泛经验。

表13-3　微创食管切除术（MIE）与机器人辅助微创食管切除术（RAMIE）的疗效比较

变量	Luketich 2012，MIE	Sarkaria 2013，RAMIE	本研究2017，RAMIE
患者数量	1 011	21	25
中位年龄（岁）	64	62	67
病理[n（%）]			
鳞状细胞癌	105（11）	2（10）	6（24）
腺癌	727（76）	18（85）	18（72）
其他	179（13）	1（5）	1（4）
中位手术时间（min）	NR	556	661
中位出血量（mL）	NR	307	250
是否充分切除			
切缘阴性[n（%）]	939（98）	17（81）	24（96）
淋巴清扫中位数	19	20	26
中位住院时间（d）	8	10	8
吻合口瘘[n（%）]	26（5）	2（9.5）	1（4）
30天并发症[n（%）]	17（1.7）	0（0）	0（0）

　　在这些手术操作中，机器人平台有几个潜在的优势。在诸如裂孔和纵隔等区域的组织解剖，特别是在对新辅助治疗有明显反应的患者中，可以通过由

机器人平台提供的优越的光学可视性以及具有多自由度的机械臂来提高手术质量。增加一个中央摄像机，以及一个额外的"助理"手臂，两者都在外科医生的直接控制下，减少了对手术助手的依赖，并大大提高了外科医生对手术操控能力。在具有较长学习曲线的最具挑战性的MIE操作技术，例如幽门成形术和腔内吻合技术，可以通过机器人缝合能力来提供极大的便利。虽然对患者的直接临床获益可能难以量化，但对于外科医生来说，手术更为轻松和简化，工作相关的慢性损伤可能减少，特别是对于耗时较长的和复杂的手术。作为超出本研究范围的其他方面，这些程序的经济影响目前没有在使用机器人平台的各大中心的实践中得到很好的描述。与潜在收益相比，这些潜在成本的增加值需要进一步研究以定量分析。

虽然我们的早期RAMIE数据受到病例数的限制，但初步结果令人鼓舞，具有MIE专业知识的优秀食管手术中心启动该操作并不会影响效果。这些参与机构的特征可能代表了开发RAMIE项目的"最佳情况"场景，但也代表了研究的局限性，因为不清楚这些发现对其他经验较少的中心的适用性。无论具体的实践背景如何，都必须非常小心慎重，在不给患者带来不必要或不适当的风险的情况下，平衡这些复杂的机器人程序。术前仔细的病例研究、已建立的基于模拟和程序化的机器人RAMIE培训、病例的核查，以及逐步积累的RAMIE经验，所有这些都有助于外科医生顺利通过学习曲线，而不会陷入公认的可预防的程序性陷阱，在增加并发症发生率和病死率方面重蹈覆辙。

声明

本文作者宣称无任何利益冲突。

参考文献

[1]　Abrams JA，Buono DL，Strauss J，et al. Esophagectomy compared with chemoradiation for early stage esophageal cancer in the elderly[J]. Cancer，2009，115：4924-4933.

[2]　Briel JW，Tamhankar AP，Hagen JA，et al. Prevalence and risk factors for ischemia，leak，and stricture of esophageal anastomosis：gastric pull-up versus colon interposition[J]. J Am Coll Surg，2004，198：536-541；discussion 541-542.

[3]　Raymond D. Complications of esophagectomy[J]. Surg Clin North Am，2012，92：1299-1313.

[4]　Luketich JD，Pennathur A，Awais O，et al. Outcomes after minimally invasive esophagectomy：review of over 1000 patients[J]. Ann Surg，2012，256：95-103.

[5]　Pennathur A，Awais O，Luketich JD. Technique of minimally invasive Ivor Lewis esophagectomy[J]. Ann Thorac Surg，2010，89：S2159-S2162.

[6]　Luketich JD，Pennathur A，Franchetti Y，et al. Minimally invasive esophagectomy：results of a prospective phase II multicenter trial-the eastern cooperative oncology group (E2202) study[J]. Ann Surg，2015，261：702-707.

[7]   Sarkaria IS, Rizk NP, Finley DJ, et al. Combined thoracoscopic and laparoscopic robotic-assisted minimally invasive esophagectomy using a four-arm platform: experience, technique and cautions during early procedure development[J]. Eur J Cardiothorac Surg, 2013, 43: e107-e115.

[8]   Ruurda JP, Draaisma WA, van Hillegersberg R, et al. Robot-assisted endoscopic surgery: a four-year single-center experience[J]. Dig Surg, 2005, 22: 313-320.

[9]   van Hillegersberg R, Boone J, Draaisma WA, et al. First experience with robot-assisted thoracoscopic esophagolymphadenectomy for esophageal cancer[J]. Surg Endosc, 2006, 20: 1435-1439.

[10]   Anderson C, Hellan M, Kernstine K, et al. Robotic surgery for gastrointestinal malignancies[J]. Int J Med Robot, 2007, 3: 297-300.

[11]   Galvani CA, Gorodner MV, Moser F, et al. Robotically assisted laparoscopic transhiatal esophagectomy[J]. Surg Endosc, 2008, 22: 188-195.

[12]   Cerfolio RJ, Wei B, Hawn MT, et al. Robotic Esophagectomy for Cancer: Early Results and Lessons Learned[J]. Semin Thorac Cardiovasc Surg, 2016, 28: 160-169.

[13]   Sarkaria IS, Rizk NP. Robotic-assisted minimally invasive esophagectomy: the Ivor Lewis approach[J]. Thorac Surg Clin, 2014, 24: 211-222, vii.

[14]   Sarkaria IS, Rizk NP, Grosser R, et al. Attaining Proficiency in Robotic-Assisted Minimally Invasive Esophagectomy While Maximizing Safety During Procedure Development[J]. Innovations (Phila), 2016, 11: 268-273.

[15]   van der Sluis PC, Ruurda JP, Verhage RJ, et al. Oncologic Long-Term Results of Robot-Assisted Minimally Invasive Thoraco-Laparoscopic Esophagectomy with Two-Field Lymphadenectomy for Esophageal Cancer[J]. Ann Surg Oncol, 2015, 22 Suppl 3: S1350-S1356.

[16]   Clavien PA, Barkun J, de Oliveira ML, et al. The Clavien-Dindo classification of surgical complications: five-year experience[J]. Ann Surg, 2009, 250: 187-196.

译者：郭旭峰，上海交通大学附属胸科医院
审校：段晓峰，天津医科大学肿瘤医院
　　　姜宏景，天津医科大学肿瘤医院

Cite this article as: Okusanya OT, Sarkaria IS, Hess NR, Nason KS, Sanchez MV, Levy RM, Pennathur A, Luketich JD. Robotic assisted minimally invasive esophagectomy (RAMIE): the University of Pittsburgh Medical Center initial experience. Ann Cardiothorac Surg 2017;6(2):179-185. doi: 10.21037/acs.2017.03.12

第十四章　机器人食管切除术：来自莫菲特癌症中心的经验

Marisa Amaral, Jose Pimiento, Jacques P. Fontaine

Department of Surgery, University of South Florida, Tampa, FL, USA
Correspondence to: Jacques P. Fontaine. Department of Surgery, University of South Florida, Tampa, FL, USA. Email: jacques.fontaine@moffitt.org.

View this article at: http://dx.doi.org/10.21037/acs.2017.03.21

一、引言

　　食管癌的治疗过程复杂而繁重，需要多学科的协作以及一个强大的医疗团队。食管癌治疗的集中化以及拥有大量外科经验的医疗中心可以显著提高食管癌治疗的效果[1-2]。为了使诊疗过程更加标准和规范，我们的多学科团队在莫菲特癌症中心也建立了统一的方案。

二、食管癌诊疗过程简述

　　患者首先接受上消化道内镜检查，以及胸部、腹部、盆腔3个部位的增强CT扫描（口服造影剂+静脉造影）。CT扫描如果未提示转移性病变，则须进一步行PET-CT扫描以排查有无淋巴结转移及远处转移。除此之外，患者还需要接受超声内镜（EUS）检查，EUS不但可以判定肿瘤浸润深度和有无淋巴结受累，还可以通过在肿瘤上下缘放置基准标记为可能实施的新辅助放疗提供帮助。值得一提的是，对于侵及胃贲门范围超过2 cm的（Siewert Ⅲ型）胃食管交界部癌，我们将按照胃癌治疗。

　　分期为T1aN0的食管癌患者我们为其实施内镜下黏膜切除术（EMR）。如

果这些患者的切除标本深面和环周切缘均为阴性，那么就无须接受进一步的治疗。EMR还被用于T1bN0食管癌患者，这些患者中会有大约20%的人最终经病理证实为T1aN0而无须进一步治疗[3]。因此，我们不但将EMR用于治疗T1aN0食管癌，也利用这一方法对初诊为T1bN0的食管癌进行最终准确的分期。对于那些经EMR治疗后切缘阳性的食管癌患者，我们将实施食管切除术。

基于本中心的共识，对经EUS和PET-CT检查判定为T2N0M0食管癌的患者，我们将直接为其实施食管切除术，而无须进行术前新辅助治疗。在我们的系列病例中，EUS和PET-CT联合检查判定T2N0M0食管癌的诊断准确率为81.8%[3]。

大量文献证明，对T3N0M0食管癌患者或局部淋巴结受累（TXN+M0）的食管癌患者实施新辅助放化疗+手术的治疗方案，将有利于其生存[4]。尽管在著名的CROSS研究中食管癌患者接受的新辅助治疗方案是卡铂/培美曲塞化疗和45 Gy放疗，但我们中心常规采用的方案则是顺铂/5-FU化疗和50.4 Gy同步调强放疗（intensity modulated radiotherapy，IMRT），食管床勾画到54 Gy。采用这一新辅助治疗方案后，食管癌患者的病理学完全缓解率（path CR）达到了40%[5]。而且，在接受手术治疗的食管癌患者中，path CR患者的中位生存期显著长于癌灶仍有残留的患者（92.2个月 vs 38.0个月）[5]。但对于食管胃交界部癌，如果患者的上纵隔淋巴结或锁骨上淋巴结受累，我们将不会视其为区域淋巴结转移，因此也不会为其实施手术治疗。

作为常规，我们会在新辅助治疗结束后的第6周为患者重新做一次PET/CT，目的是排除有无远处转移。遗憾的是，在食管癌患者接受新辅助治疗后，目前尚无精准的检查方案能够判定哪些已经达到了path CR从而免除手术治疗。PET/CT扫描对于局部转移的敏感度只有51%[6]。因此，在新辅助治疗后，只要患者在生理和心理上适合，即便PET/CT复查没有局部的FDG高摄取，我们也会为其实施手术。我们不认为EUS在新辅助治疗后还能发挥什么作用，因为新辅助治疗后的组织层次已经扭曲破坏，EUS无法将硬化的组织和残留的病灶区分开来。

三、手术操作

扫码观看手术操作视频
https://www.asvide.com/watch/12872

在莫菲特癌症中心，我们习惯使用机器人实施Ivor Lewis食管切除术，并进行右胸内吻合。与开放手术相比，微创手术已被证实可以缩短食管癌患者的住院时间，并降低病死率[7]。此外，胸内吻合避免了左颈部吻合的问题，而左颈部吻合会导致吞咽困难、喉返神经损伤和吻合口瘘的发生率增加[8]。

在进行Ivor Lewis食管切除术的腹腔部分的操作时，需要将患者置于仰卧位。按照标准方式游离出胃并制作管状胃，将胃网膜右动脉保留以作为供血血管。一大片大网膜将会与管胃一起被整体游离出来，在胸部操作时它可以作为带蒂血管瓣包绕到管胃和吻合口的周围。在胃食管交界部癌和食管下段癌切除时，为了达到理想的环周切缘，心包和主动脉将被显露到骨骼化的程度。在腹腔内一个宽约5 cm的管胃将被制作出来，管胃的上端与食管保持连接，目的是在胸部操作时便于将其提拉上去。一般情况下，我们会使用Kocher手法（译者注：即将胃幽门部进行游离松解），为的是使提拉入胸腔的管胃具有最大程度的游离度，这样我们就可以尽可能地切除管胃的上端部分，因为这一部分的血供较差。我们会在所有患者的幽门部注入100个单位的肉毒素。对合并有糖尿病等可能增加胃瘫风险疾病的患者，我们还会施行幽门成形术。完整保留左侧膈肌脚，但将右侧膈肌脚完全切断，以便更好地将管胃牵拉至胸腔。同时为每一位患者在术中留置一根远端带球囊的14F的空肠造口管。如果患者的左侧胸腔在术中破开的话，可置入一根19F的引流管，然后从对侧腹壁引流出来。从我们的经验看，此种引流方式比传统的在胸壁肋间放置引流管更舒适。

在胸腔操作部分，为了更好地显露食管，患者体位将会换成侧俯卧位。其他增加食管显露的方法还有缝线牵拉膈肌以及胸腔内注入8 mmHg的CO_2等。切断下肺韧带后，显露下肺静脉及心包。为了获得理想的环周切缘，我们在食管分离操作时沿着其周围的标志性结构进行。这样，奇静脉、主动脉、心包和气管支气管就会被彻底骨骼化，在此过程中使用的是机器人的电铲和能量器械（如血管结扎束）。但需要注意避免对气管膜部造成热损伤。对没有较长范围的巴雷特食管的胃食管交界部肿瘤，我们只需将食管分离到奇静脉弓水平即可；否则，需要分离到胸廓入口水平，以尽可能地切除所有的巴雷特食管。食管标本切除后会从一个4 cm的胸部切口取出来。这个切口应套上切口保护套，避免肿瘤和细菌污染。

确保管胃沿着正确的方向向上提拉非常重要。带有大网膜的胃大弯应当依附在患者的脊柱上，而制作管胃的切割线一侧则应当对着右肺门。在吻合之前，先由麻醉医生将25 mm的Orvil钉砧置入口腔内，并顺行往前推进直到从横断的胸段食管断端引出。然后，助手在手术床边经管胃的顶端做切口并置入钉高3.5 mm的25 mm EEA吻合器，击发EEA吻合器和Orvil钉砧完成食管–胃的端–侧圆形吻合。吻合完毕需确认两侧的切缘均是完整的组织环。管胃顶端的切口会随着管胃顶端一同被切除，管胃顶端往往是缺血最严重的部分。机器人辅助

下的吻合能够让我们在需要时将食管游离到胸廓入口的水平，这一水平已经非常接近颈部吻合的位置。因此，我们认为颈部吻合一般没有必要。为了缓解胸内吻合口瘘而导致的胸腔感染，需将大网膜（与管胃一并整体游离上来，但与大弯侧分离）填塞到管胃后方的后纵隔和隆突下方的空隙中。这些大网膜也会包绕在吻合口的周围，并用缝线固定到位。一旦发生瘘，这些大网膜会发挥很好的缓解作用。此外，在胃食管交界部肿瘤手术时，应保留奇静脉弓并将吻合口置于其后方，这样就进一步将可能发生的瘘与胸腔分隔开来。用一根19F的胸管进行胸腔引流，当怀疑存在肺损伤导致术后漏气时，应增加一根28F的胸腔引流管。

术后我们鼓励患者尽早地活动并进行充足的液体补充，以维持足够的尿量和管胃灌注。同时我们非常早就会经空肠造口管给予患者肠内营养灌注，但对经口进食的时间则相对保守。在术后第8天对患者进行钡餐造影，除非术后早期有瘘发生。如果无吻合口瘘且管胃排空充分，患者在次日出院，允许经口进流食，患者通过每天16小时经空肠造口管循环补足所需热量。

四、讨论

相比胸腔镜和腹腔镜手术，借助手术机器人平台实施微创手术有更多优势。如小而灵巧的内置腕关节化的器械，以及放大的3D视野。虽然机器人手术费用昂贵，但我们相信，机器人手术的费用会随着时间的推移而逐渐降下来。更重要的是，它是外科手术的未来。手术器械会进一步小型化，而且适用于操作界面的软件会越来越多地被开发出来。

本中心实施了237例机器人辅助食管切除术，吻合口瘘的发生率为15%。大多数吻合口瘘是临床隐匿型的，仅在钡餐造影检查时发现，无须外科干预处理。大多数发生吻合口瘘的患者只需回家休养，保持禁食，1周后再复查钡餐造影。发生吻合口瘘的患者中仅有4%需要采取诸如增加引流、置入支架或再手术等处理。大多数吻合口瘘发生在术后第4~7天，而如果在术后第5天做钡餐造影检查的话就可能会遗漏发生在术后第8天之前的瘘。因此，尽管面临经济和住院日的压力，而且医生基于对微创技术的自信很可以在术后及早安排患者出院，但我们更倾向于将患者留在医院，直到吻合口确定没有问题，患者及其家属熟悉了肠内营养灌注过程和物理康复治疗后安排出院。我们的患者大部分都是住在距离中心非常远的地方，因此一旦出院回家，若早期出现手术并发症等问题，再评估和再入院就会非常难。因此我们常规让患者住院到术后第9天出院，以避免患者再次入院。

成功实施机器人辅助食管切除术是食管癌治疗成功的一部分。一个经验丰富且凝聚力强大的多学科团队、合理的财务和管理支持系统也是至关重要的。

声明

本文作者宣称无任何利益冲突。

参考文献

[1]　Casson AG，van Lanschot JJ. Improving outcomes after esophagectomy：the impact of operative volume[J]. J Surg Oncol, 2005, 92：262-266.

[2]　Finks JF，Osborne NH，Birkmeyer JD. Trends in hospital volume and operative mortality for high-risk surgery[J]. N Engl J Med, 2011, 364：2128-2137.

[3]　Luu C，Garcia-Henriquez N，Klapman J，et al. Accuracy of clinical staging with EUS for early stage esophageal cancer：Are we denying patients beneficial neoadjuvant chemo-radiation?[J]. J Clin Oncol, 2016, 34：abstr 163.

[4]　van Hagen P，Hulshof MC，van Lanschot JJ，et al. Preoperative chemoradiotherapy for esophageal or junctional cancer[J]. N Engl J Med, 2012, 366：2074-2084.

[5]　Blackham AU，Yue B，Almhanna K，et al. The prognostic value of residual nodal disease following neoadjuvant chemoradiation for esophageal cancer in patients with complete primary tumor response[J]. J Surg Oncol, 2015, 112：597-602.

[6]　van Westreenen HL，Westerterp M，Bossuyt PM，et al. Systematic review of the staging performance of 18F-fluorodeoxyglucose positron emission tomography in esophageal cancer[J]. J Clin Oncol, 2004, 22：3805-3812.

[7]　Nguyen NT，Follette DM，Wolfe BM，et al. Comparison of minimally invasive esophagectomy with transthoracic and transhiatal esophagectomy[J]. Arch Surg, 2000, 135：920-925.

[8]　Levy RM，Wizorek J，Shende M，et al. Laparoscopic and thoracoscopic esophagectomy[J]. Adv Surg, 2010, 44：101-116.

译者：宋伟安，中国人民解放军总医院第六医学中心
审校：姜宏景，天津医科大学肿瘤医院

Cite this article as: Amaral M, Pimiento J, Fontaine JP. Robotic esophagectomy: the Moffitt Cancer Center experience. Ann Cardiothorac Surg 2017;6(2):186-189. doi: 10.21037/acs.2017.03.21

点评

　　机器人手术是近年来微创外科的热点，随着国内大中城市的机器人系统的陆续引入，机器人手术有望逐渐成为一项普及型的技术服务于更多患者。但机器人手术在胸外科的应用也带来了一些问题，其手术的优势尚未被广大医生认同和接受，尤其是与目前各地开展较为熟练的普通胸腔镜或胸腹腔镜微创手术相比，两者的优劣尚有争论[1]。

　　本文中Marisa Amaral及其同事介绍了美国莫菲特癌症中心在机器人食管癌手术方面的经验，并附上精彩的手术录像，非常好地展示了机器人技术应用于Ivor Lewis食管癌根治术时清晰的视野，操作时灵活的角度以及在食管旁脂肪组织和淋巴结清扫方面的优势，同时也介绍了所在中心在食管癌新辅助治疗以及围手术期处理方面的经验。文中许多经验与国内大多数食管癌中心有相似之处，例如重视新辅助放化疗的作用，术后早期肠内营养支持等。亦有部分习惯和国内略有区别，例如Orvil吻合器的使用，以及由于病理类型不同（巴雷特食管及腺癌多见）而带来的淋巴结清扫范围和手术方式的差异。事实上，近年来国内大型胸外科中心在机器人食管癌外科方面也取得了许多成就，已发表的数据显示，与普通胸腹腔镜手术相比，机器人手术应用于食管外科在降低并发症发生率、提高淋巴结清扫效率等方面具有初步优势[2-3]。当然作为一项新兴的技术，机器人食管癌手术的长期生存效果仍有待更多的临床研究来验证。此外昂贵的价格仍限制了手术机器人的应用，国内外均有研究表明机器人食管手术学习曲线（40例左右）的重要性[4-5]，这也为将来各地开展该项手术提供了有益的建议。我们期待未来有更多的胸外科医生参与到这项新的技术中来，同时也期待有更多的临床证据来支持这一技术获得更广阔的应用。

参考文献

[1]　Harbison GJ，VosslerJD，Yim NH，et al. Outcomes of robotic versus non-robotic minimally-invasive esophagectomy for esophageal cancer：An American College of Surgeons NSQIP database analysis[J]. Am J Surg，2019，218(6)：1223-1228.

[2]　Duan X，Gong L，Yue J，Shang X，et al. Influence of Induction Therapy on Robot-Assisted McKeown Esophagectomy for Esophageal Squamous Cell Carcinoma[J]. Dig Surg，2020，1-9.

[3] Li XK, Xu Y, Zhou H, et al. Does robot-assisted minimally invasive oesophagectomy have superiority over thoraco-laparoscopic minimally invasive oesophagectomy in lymph node dissection?[J]. Dis Esophagus, 2020, doaa050.

[4] Yang Y, Li B, Hua R, et al. Assessment of Quality Outcomes and Learning Curve for Robot-Assisted Minimally Invasive McKeown Esophagectomy[J]. Ann Surg Oncol, 2020.

[5] Hue JJ, Bachman KC, Worrell SG, et al. Outcomes of robotic esophagectomies for esophageal cancer by hospital volume: an analysis of the national cancer database[J]. Surg Endosc, 2020.

——赵军

第五部分
患者专栏

第十五章　健康教育：食管癌

Christopher Harris, Beth Croce, Stine Munkholm-Larsen

View this article at: http://dx.doi.org/10.21037/acs.2017.03.01

一、背景

　　食管癌是一种食管内层长出恶性癌细胞的疾病。食管癌的两种最常见的类型是鳞状细胞癌和腺癌。鳞状细胞癌更常发生在食管的上部和中部，尤其与吸烟和长期饮酒有关。腺癌更常见于食管下部与胃的交界处，重要的风险因素包括肥胖、胃食管反流障碍和一种被称为巴雷特食管的疾病，即胃反流刺激食管下段，并将正常细胞转化为具有恶性潜能的细胞。食管癌的早期发现和治疗是提高患者生存率和生活质量的关键。

二、症状和体征

　　食管癌主要症状为吞咽困难或吞咽疼痛，吞咽困难首先是进食固体食物，然后是液体食物，这是由于肿瘤在食管内发展成阻塞性肿块。其他体征和症状包括进行性体重减轻、恶心、呕吐、食欲不振、胸痛和声音嘶哑。

三、诊断

　　最初的检查包括影像学检查，如钡餐造影，摄取含有钡的液体，钡剂沿着食管排列，X线下可以看到食管内的充盈缺损。进一步明确诊断则需要进行内镜检查和活检。这包括向食管内插入一个细管状仪器，并连接摄像，同时可以取出组织进行活检。一旦确诊，再进一步完善影像学检查，以确定癌症是否已经扩散到身体的其他部位。这包括CT（计算机断层扫描）和PET-CT（正电子

发射断层扫描），以及使用细管状设备对胸部或腹部内的组织进行可视化和切除的外科手术。

四、治疗

治疗方式包括手术以及放射治疗、化疗和激光治疗。如果肿瘤不能切除，并且阻塞食管，可以插入金属管或支架来解除阻塞。手术，被称为食管切除术，涉及切除食管中含有肿瘤的部分，通常是通过腹部、胸部或颈部的切口进行的开放手术。对于一些早期食管癌患者，也可以通过微创入路进行食管切除术，包括较小的切口、使用细长手术器械和摄像机来达到可视化手术。对于一些非常早期的肿瘤，可以通过内镜手术切除肿瘤。对于适当选择的个体来说，食管切除术的好处包括延长生存时间，缓解症状和改善生活质量。需要考虑的重要风险包括出血、感染和血栓形成，在极少数情况下可能会导致死亡。新的手术连接处也有发生胃肠道内容物渗漏的风险，可能需要再次手术。像往常一样，应该权衡风险和益处，并与您的外科医生进行讨论。

欲了解更多信息，请访问以下网站：

http://www.mayoclinic.org/diseases-conditions/esophageal-cancer/basics/definition/con-20034316

http://my.clevelandclinic.org/health/articles/esophageal-cancer

http://emedicine.medscape.com/article/277930-overview

有关您的医疗状况的具体信息，ACS建议您咨询您的医生。

译者：秦建军，国家癌症中心/中国医学科学院肿瘤医院

AME Medical Journals

Founded in 2009, AME has been rapidly entering into the international market by embracing the highest editorial standards and cutting-edge publishing technologies. Till now, AME has published more than 60 peer-reviewed journals (13 indexed in SCIE and 18 indexed in PubMed), predominantly in English (some are translated into Chinese), covering various fields of medicine including oncology, pulmonology, cardiothoracic disease, andrology, urology and so forth (updated on Jun. 2021).

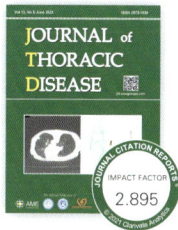

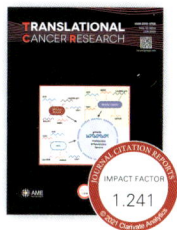

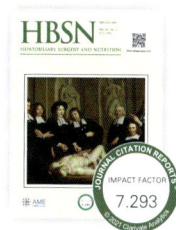

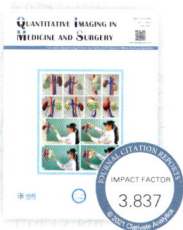

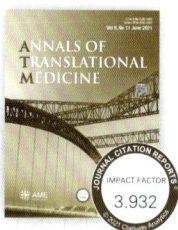

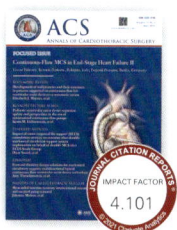

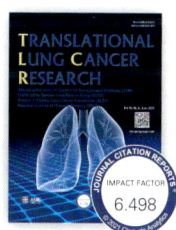

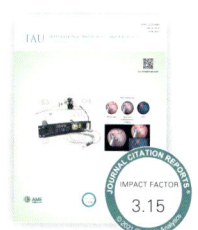

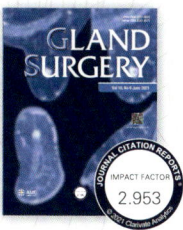

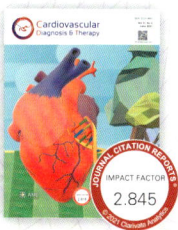

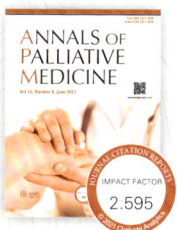

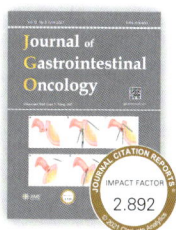

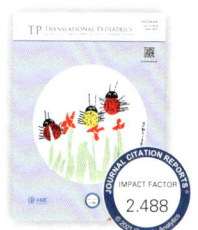

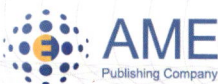

JOURNAL of THORACIC DISEASE — IMPACT FACTOR 2.895

TRANSLATIONAL CANCER RESEARCH — IMPACT FACTOR 1.241

HBSN — IMPACT FACTOR 7.293

QUANTITATIVE IMAGING IN MEDICINE AND SURGERY — IMPACT FACTOR 3.837

ANNALS OF TRANSLATIONAL MEDICINE — IMPACT FACTOR 3.932

ACS — IMPACT FACTOR 4.101

TRANSLATIONAL LUNG CANCER RESEARCH — IMPACT FACTOR 6.498

TAU — IMPACT FACTOR 3.15

GLAND SURGERY — IMPACT FACTOR 2.953

Cardiovascular Diagnosis & Therapy — IMPACT FACTOR 2.845

ANNALS OF PALLIATIVE MEDICINE — IMPACT FACTOR 2.595

Journal of Gastrointestinal Oncology — IMPACT FACTOR 2.892

TP TRANSLATIONAL PEDIATRICS — IMPACT FACTOR 2.488

AME Publishing Company

Academic Made Easy, Excellent and Enthusiastic
砍穷千里目、快乐搞学术